おかあさん、お空のセカイのはなしをしてあげる！

胎内記憶ガールの日常

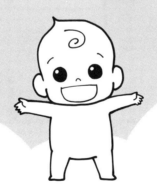

竹内文香

飛鳥新社

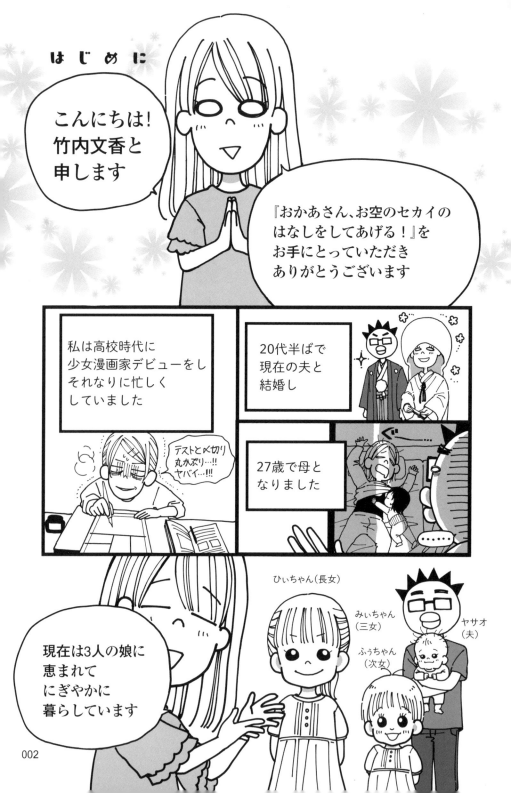

こんにちは！
竹内文香と
申します

『おかあさん、お空のセカイの
はなしをしてあげる！』を
お手にとっていただき
ありがとうございます

私は高校時代に
少女漫画家デビューをし
それなりに忙しく
していました

テストと〆切り
丸かぶり…!!
ヤバイ…!!!

20代半ばで
現在の夫と
結婚し

27歳で母と
なりました

ひぃちゃん（長女）

みぃちゃん
（三女）

ふぅちゃん
（次女）

ヤサオ
（夫）

現在は3人の娘に
恵まれて
にぎやかに
暮らしています

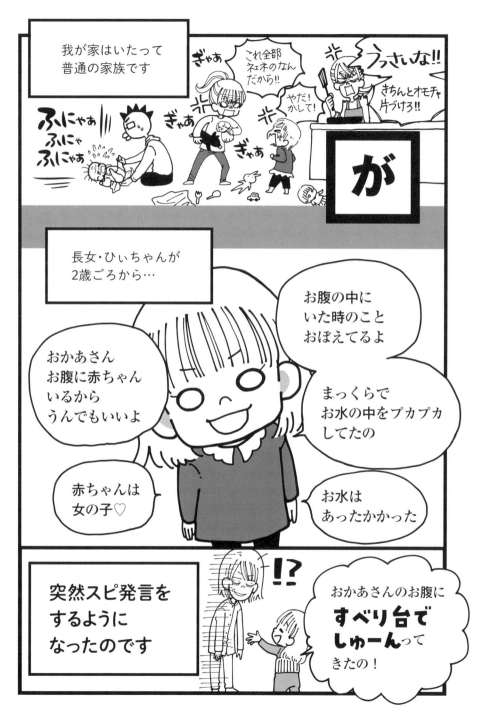

主にひぃちゃんには**胎内記憶**と**中間生記憶**があるようで…

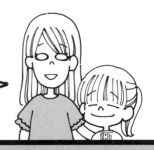

胎内記憶

母親のお腹の中にいたころの自分や親、胎内など様々な出来事や様子を覚えていること

中間生記憶

母親の胎内に宿る前の別の場所で過ごしていたという記憶。また胎内に宿るまでを覚えていること

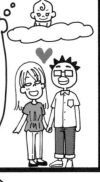

スピリチュアルに関しては占いとかライトに楽しめるものは好きですが

ギラギラと妄信気味なレベルはちょっと引いてしまうほうの私…

どこまで本気か知らんがいつも当たってるし

ネタとしては非常におもしろい…!!!

育児の記録も兼ねて軽い気持ちでマンガに起こし

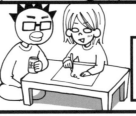

SNSにアップしていったところ

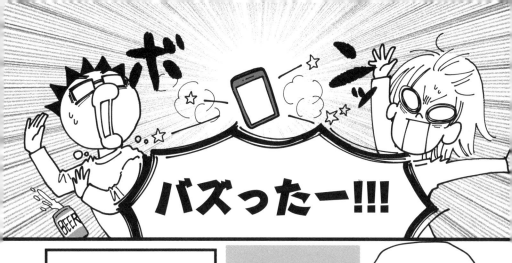

バズったー!!!

そしてたびたび
「書籍化してほしい」
という声を
いただくように
なりました

本になる予定はあり
ますか？

本にして
ください！

うれしい声だけど
予定もアテも
ないんだよな…!!

そんな時

飛鳥新社に在籍して
いるMと申します。
このマンガをぜひ、
本にしたいです!!

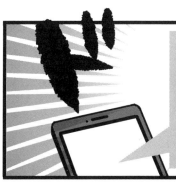

担当編集さんと
私の意向や気持ちが
ばっちり合ったので
書籍化する
決心をしました

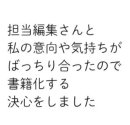

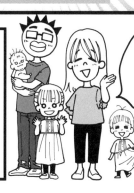

気軽に楽しんで
もらえたら
うれしいです

読者の皆さまへ

まず. 長女.ひぃちゃんが話す胎内記憶や
中間生記憶を必ずしも「こうなんだ!」と
断言するつもりは全くありません。

母親の私も未だに疑っている部分があります。
そしてこの手のジャンルは賛否両論あり、
嫌悪する人も少なくないことは承知しています。

紆余曲折がありSNSで発信することを
決めましたが「我が子」をネタにしているだけに.
様々な葛藤がありました。
批判や中傷がくることも覚悟していた
私ですが.いざマンガを載せてみると
好意的な意見や感謝のメッセージが
何百件.何千件と届き大変驚きました。

「自分の子も昔、生まれる前の記憶を話してくれた」
「大人になった自分にも実は生まれる前の記憶がある」
ひぃちゃんの持つ記憶とそっくりな
体験談を教えくれる方々も多勢いました。

有る人には有る世界で
無い人には無い世界
それでいいと思います。

この本のマンガはその世界の真偽を
追求していくものではなく
今、この瞬間、この現実世界を
生きている人が

楽しんでくれたり
共感してくれたり
考え方や視野が少し広がったり
生きていくことが少しラクになったり
プラスに作用してくれたら嬉しいなと
そんな想いと願いを込めて作りました。

竹内文香

目次

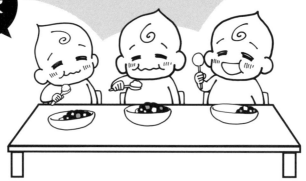

1

予言と胎内記憶

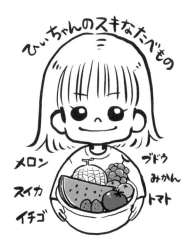

ひぃちゃんのスキなたべもの

メロン
スイカ
イチゴ
ブドウ
みかん
トマト

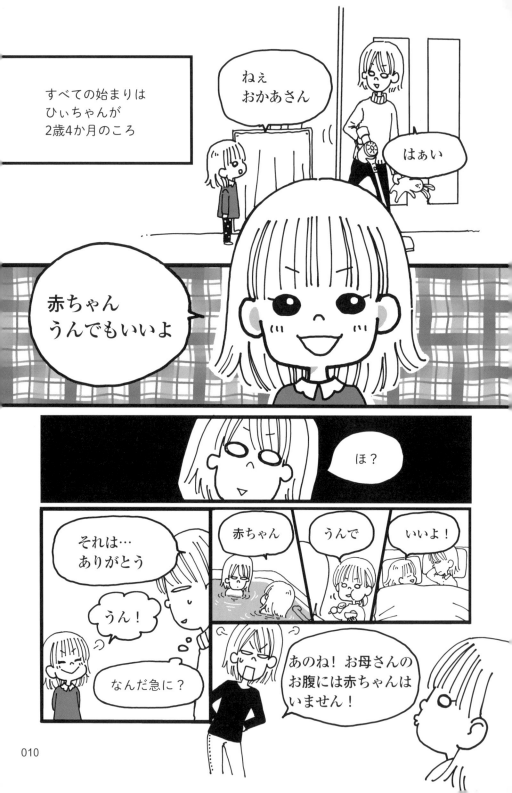

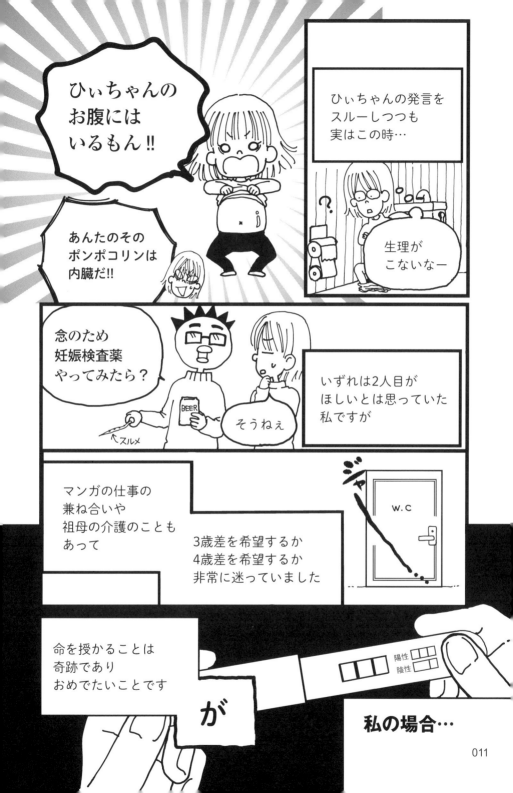

011

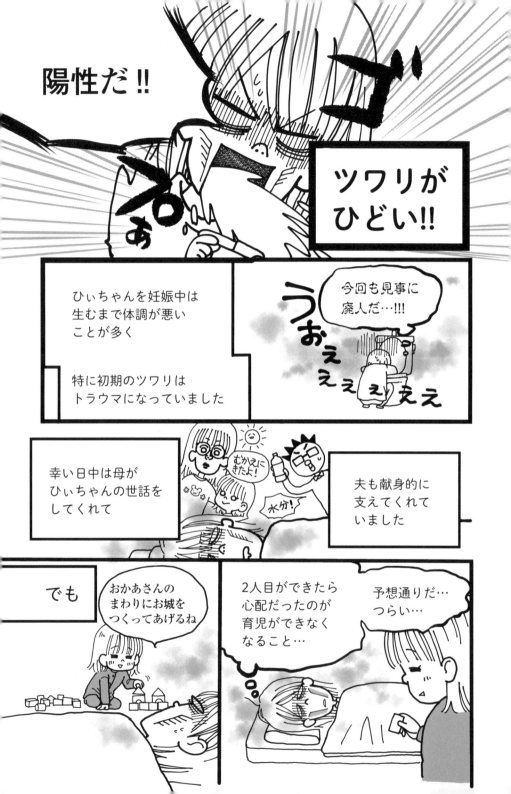

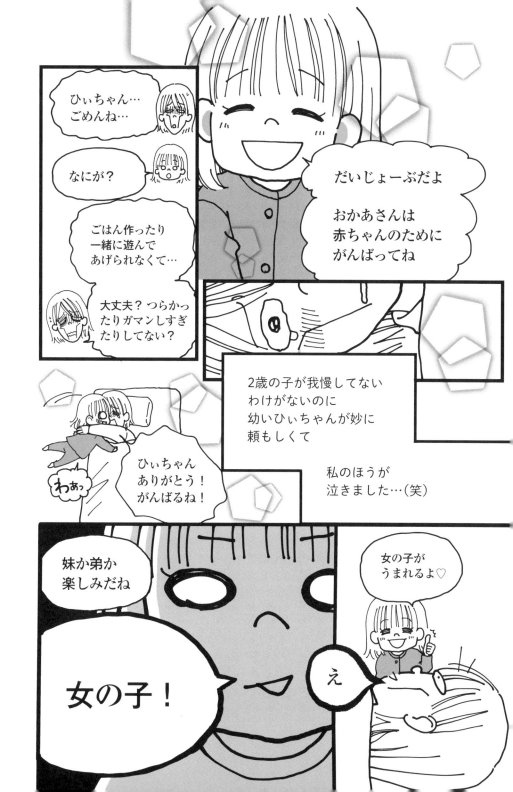

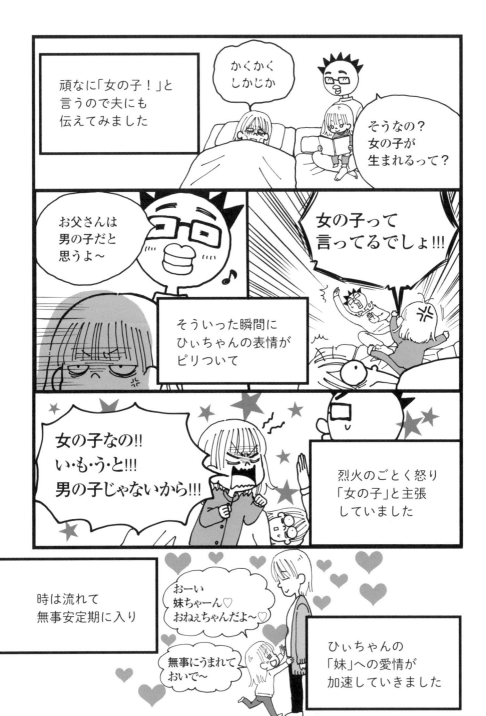

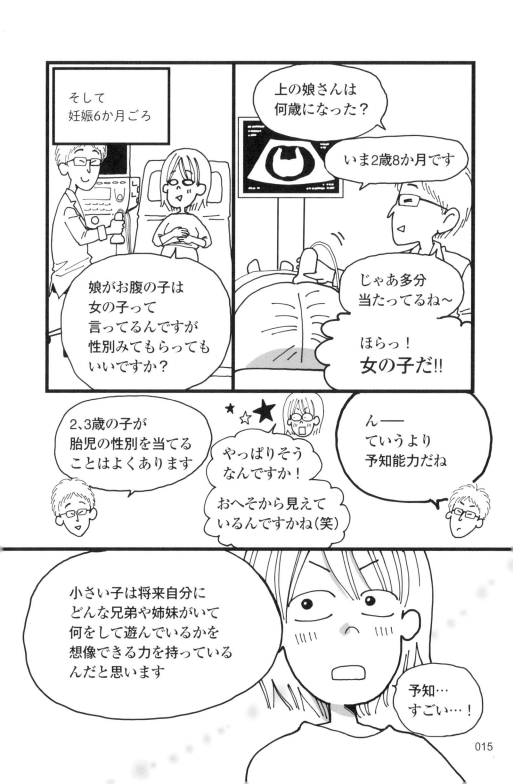

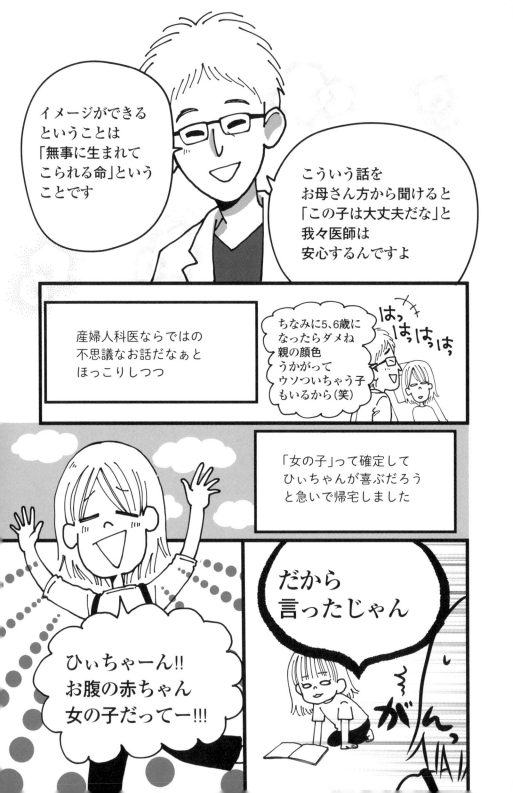

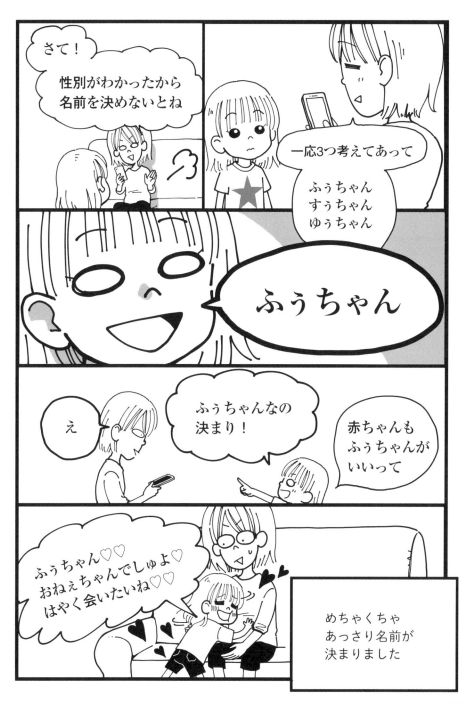

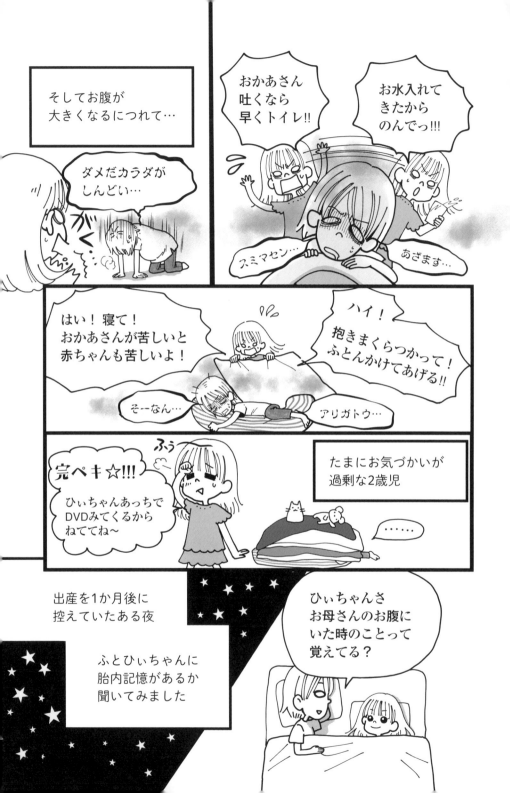

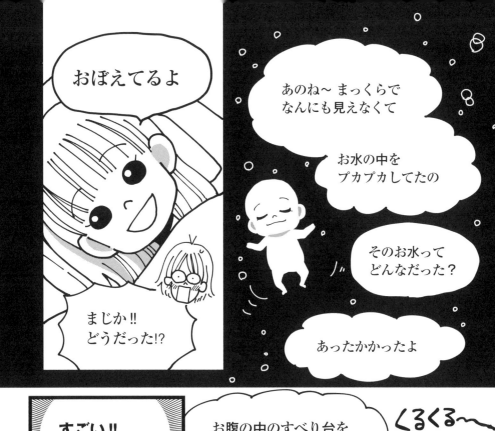

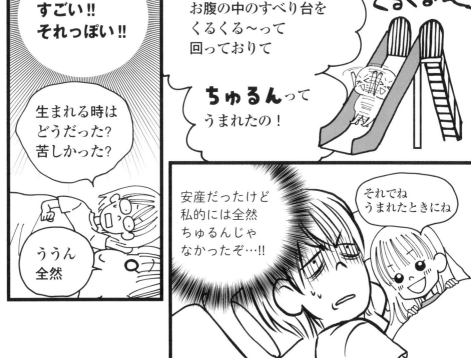

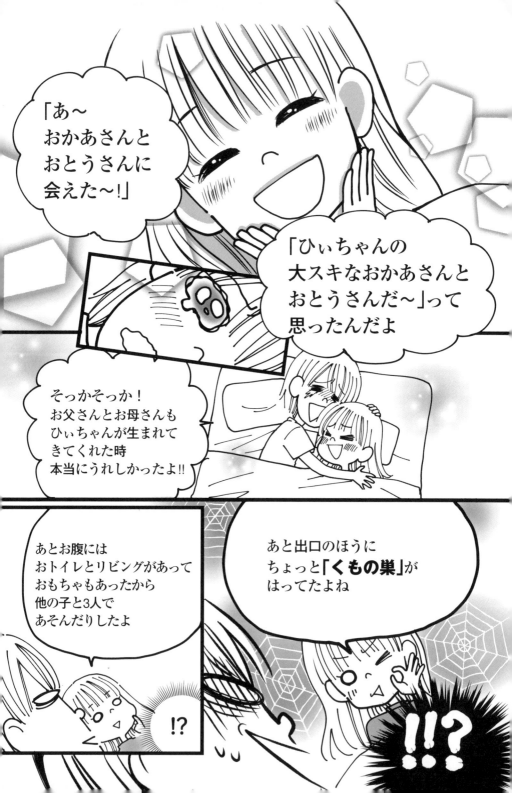

②

ふぅちゃんの
出産エピソード

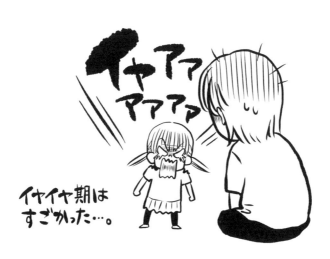

イャアァ
アアァァ

イヤイヤ期は
すごかった…。

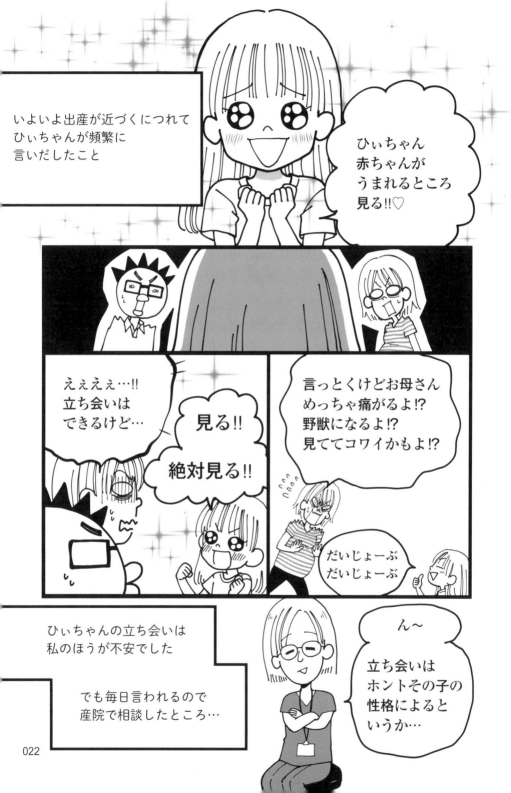

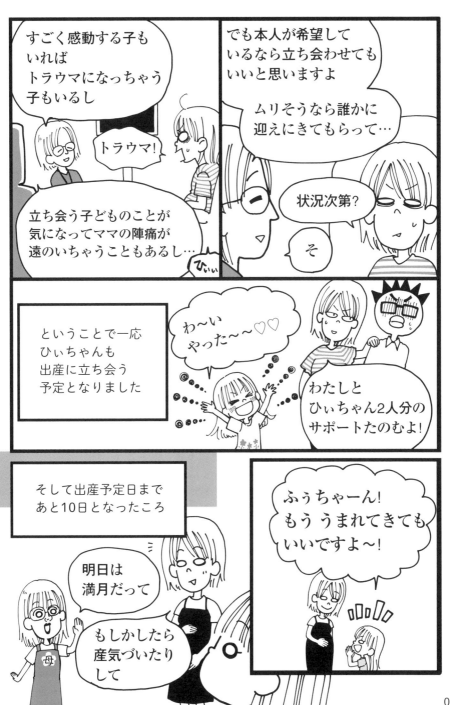

すごく感動する子も
いれば
トラウマになっちゃう
子もいるし

トラウマ!

立ち会う子どものことが
気になってママの陣痛が
遠のいちゃうこともあるし…

ひぃぃ

でも本人が希望して
いるなら立ち会わせても
いいと思いますよ

ムリそうなら誰かに
迎えにきてもらって…

状況次第?

そ

ということで一応
ひぃちゃんも
出産に立ち会う
予定となりました

わ〜い
やった〜〜♡♡

わたしと
ひぃちゃん2人分の
サポートたのむよ!

そして出産予定日まで
あと10日となったころ

明日は
満月だって

もしかしたら
産気づいたり
して

母

ふぅちゃーん!
もう うまれてきても
いいですよ〜!

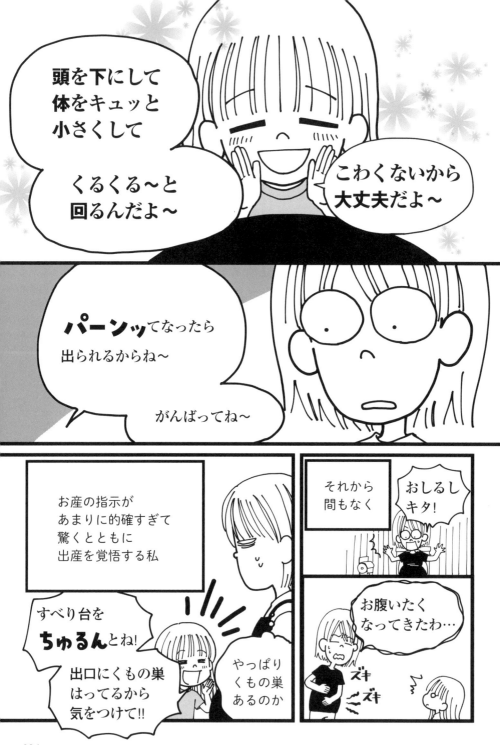

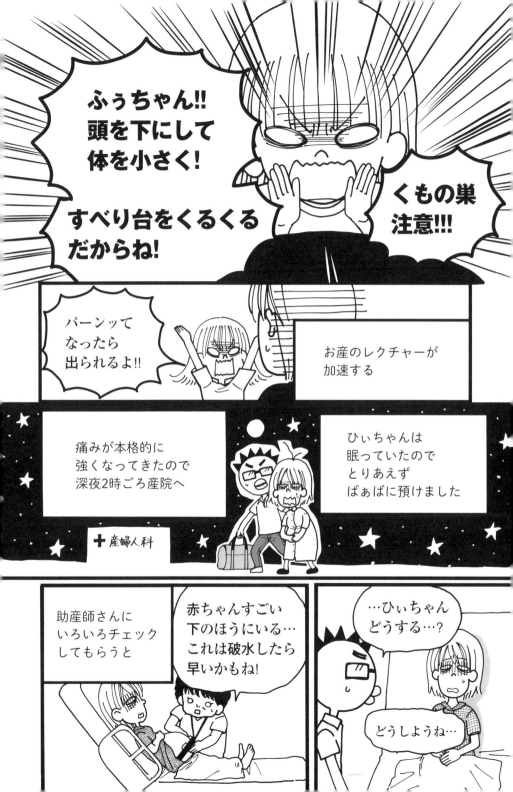

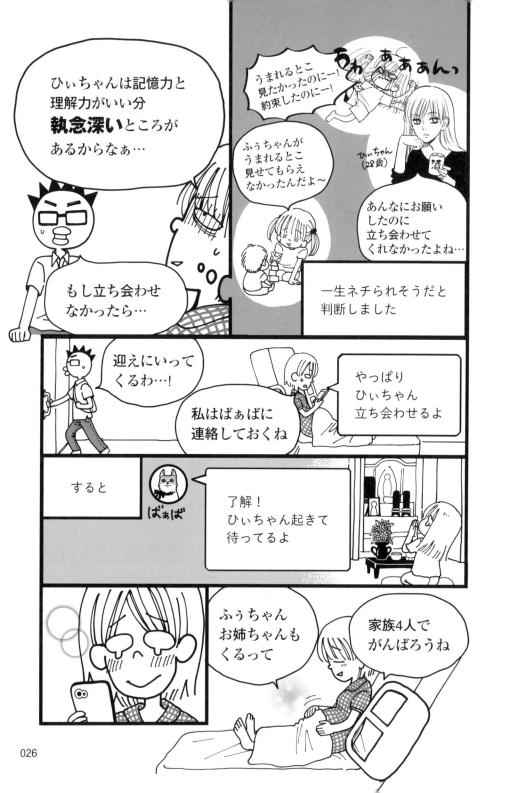

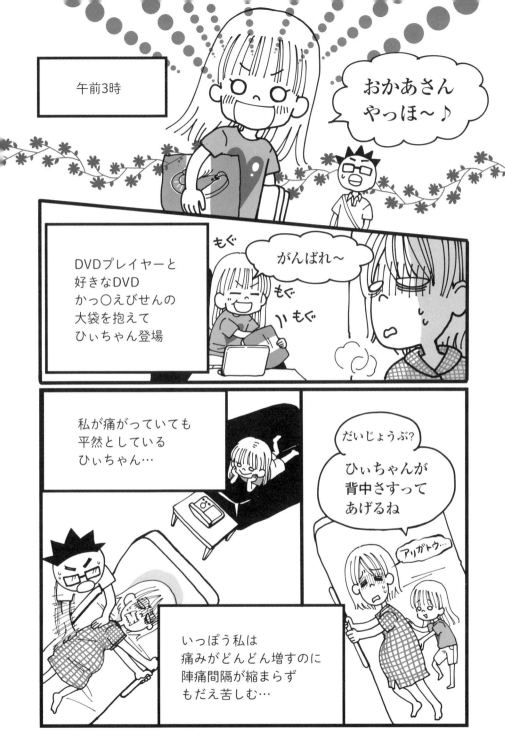

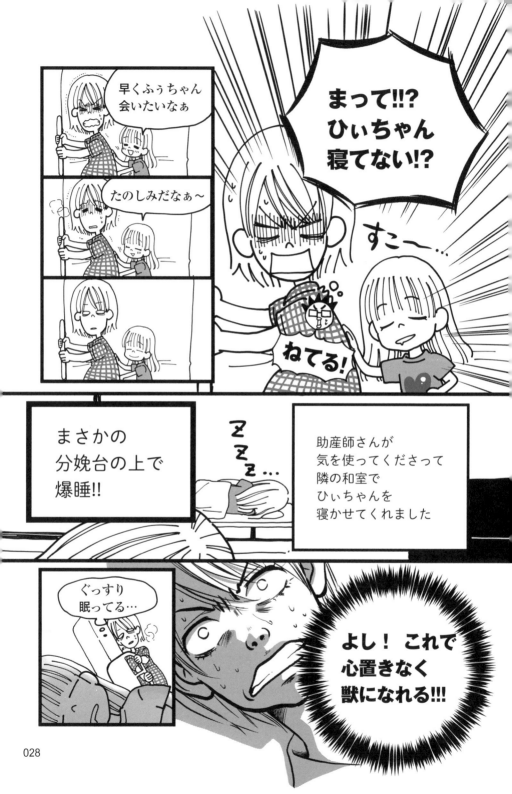

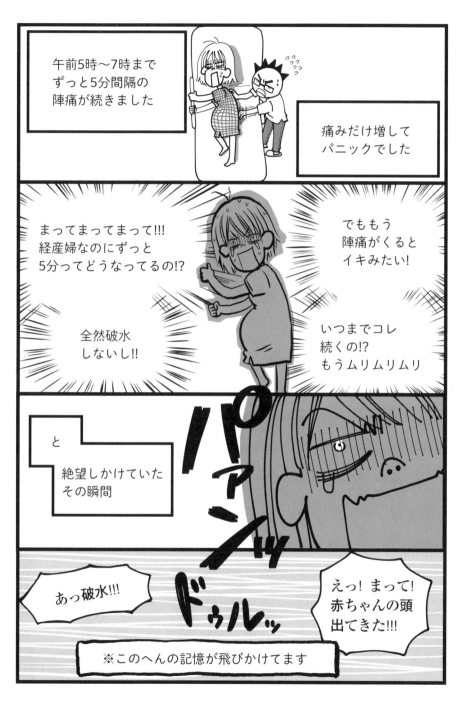

午前5時〜7時まで
ずっと5分間隔の
陣痛が続きました

痛みだけ増して
パニックでした

まってまってまって!!!
経産婦なのにずっと
5分ってどうなってるの!?

でももう
陣痛がくると
イキみたい!

全然破水
しないし!!

いつまでコレ
続くの!?
もうムリムリムリ

と

絶望しかけていた
その瞬間

パァンッ
ドゥルッ

あっ破水!!!

えっ! まって!
赤ちゃんの頭
出てきた!!!

※このへんの記憶が飛びかけてます

029

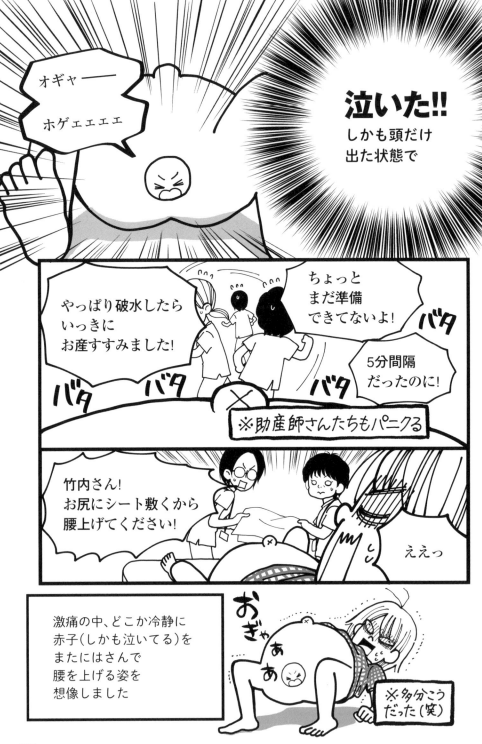

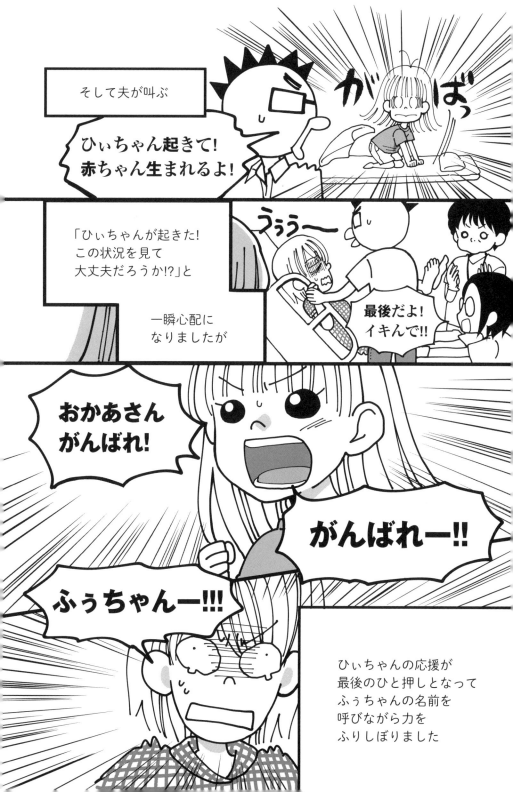

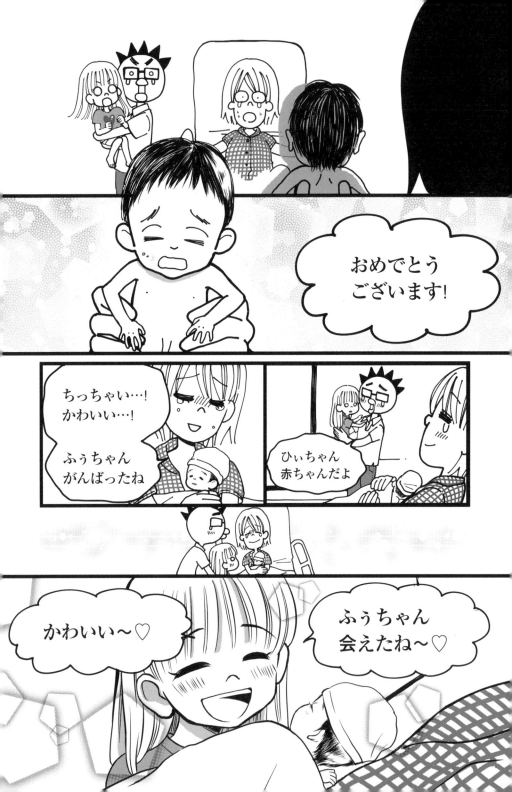

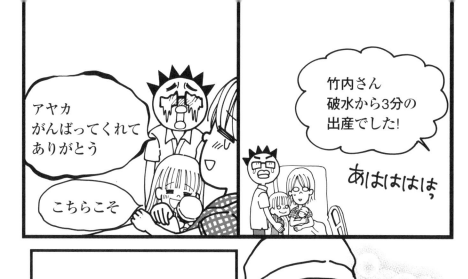

アヤカ
がんばってくれて
ありがとう

こちらこそ

竹内さん
破水から3分の
出産でした!

あははははっ

ひぃちゃんの言う通り
パーンッとなった瞬間に
ふぅちゃんは
生まれてきてくれました

…ひぃちゃん
生まれるとこ見て
どうだった?

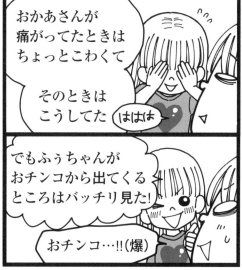

おかあさんが
痛がってたときは
ちょっとこわくて

そのときは
こうしてた

ははは

でもふぅちゃんが
おチンコから出てくる
ところはバッチリ見た!

おチンコ…!!(爆)

2人の成長が
とっても楽しみです

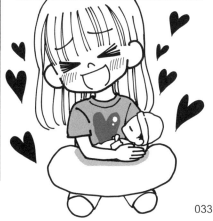

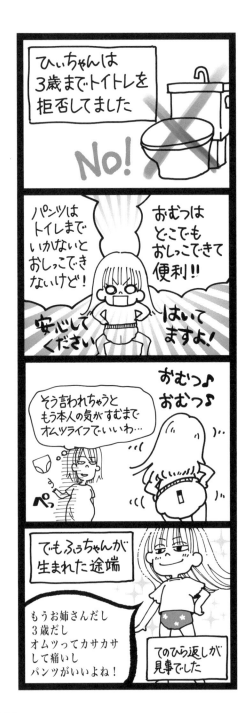

❸

お空のセカイのはなし

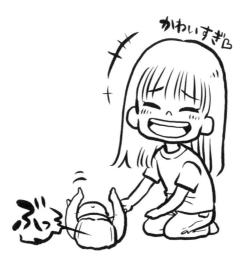

かわいすぎ♡

ぷっ

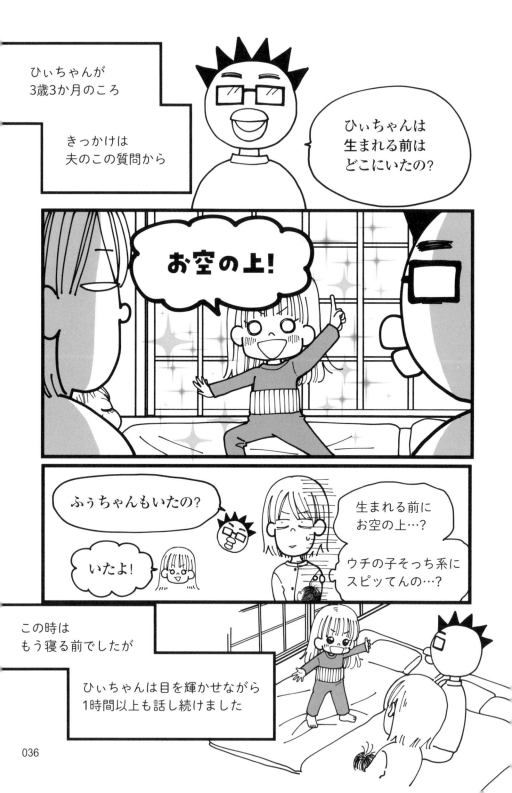

ひぃちゃんが
3歳3か月のころ

きっかけは
夫のこの質問から

ひぃちゃんは
生まれる前は
どこにいたの?

お空の上!

ふぅちゃんもいたの?

いたよ!

生まれる前に
お空の上…?

ウチの子そっち系に
スピッてんの…?

この時は
もう寝る前でしたが

ひぃちゃんは目を輝かせながら
1時間以上も話し続けました

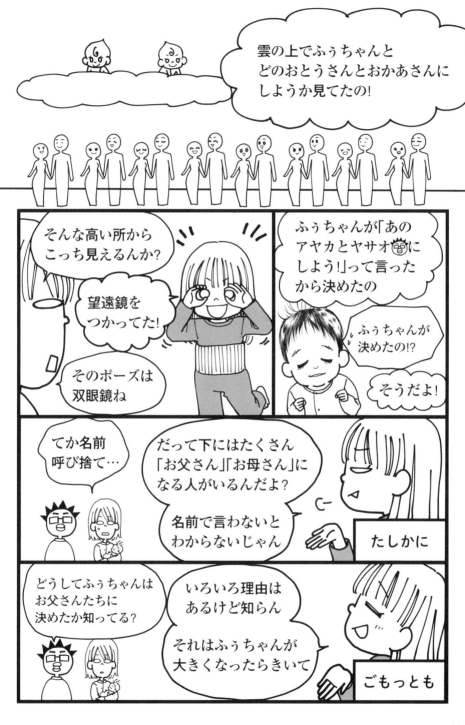

それでね
2人ですべり台を
すべったの!

GO!!

すべり台!!!

でもね ひぃちゃんが
すべったすべり台は
すべっちゃいけない
やつだったの!

「✕」って書いてあったの!

ゲラ ゲラ

そしたら神さまが
「そっちじゃないよー」
って止めてくれてさぁ

神様!?

あぶなかったよ〜
神さまが抱っこして
戻してくれたんだぁ〜

なぜ爆笑!?

なんの前ぶれもなく
「神様」というワードが
出てきてビビりつつ…

…じゃあ神様に
会ったことが
あるんだ?

顔とか
覚えてる?

うん!

おぼえてるよ!

038

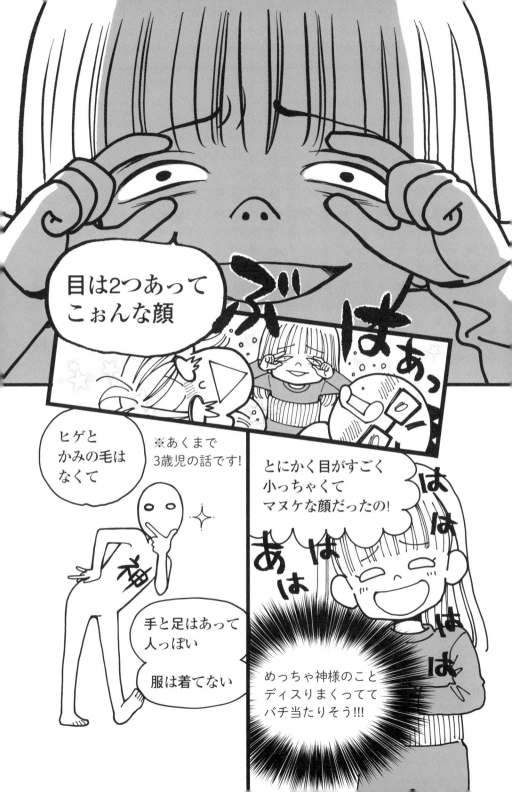

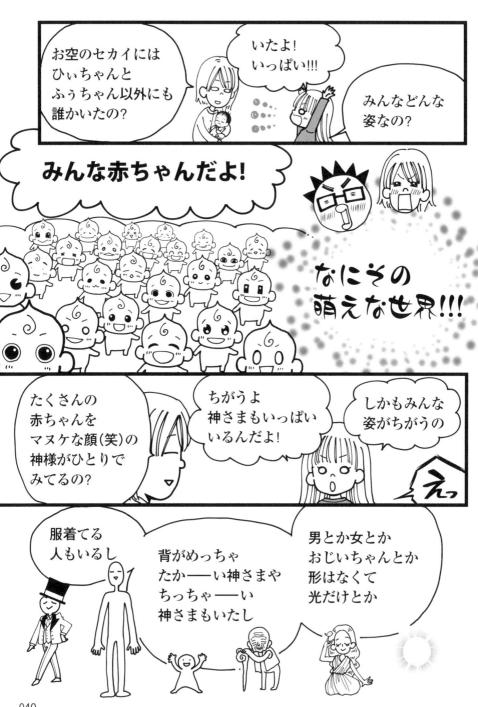

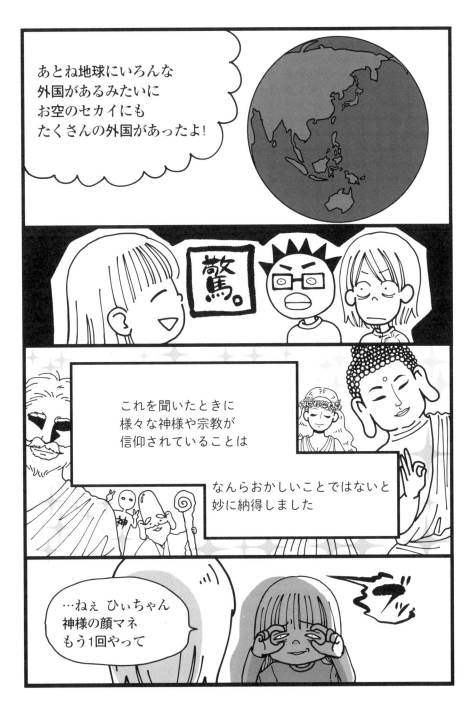

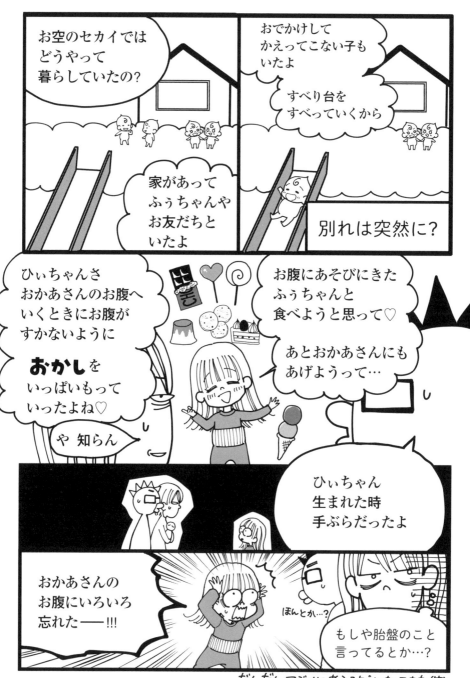

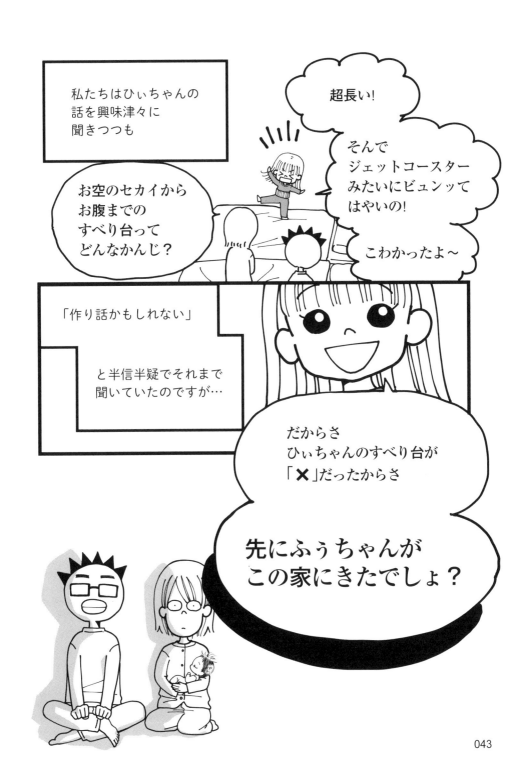

私たちはひぃちゃんの
話を興味津々に
聞きつつも

超長い！

そんで
ジェットコースター
みたいにビュンッて
はやいの！

お空のセカイから
お腹までの
すべり台って
どんなかんじ？

こわかったよ〜

「作り話かもしれない」

と半信半疑でそれまで
聞いていたのですが…

だからさ
ひぃちゃんのすべり台が
「✖」だったからさ

先にふぅちゃんが
この家にきたでしょ？

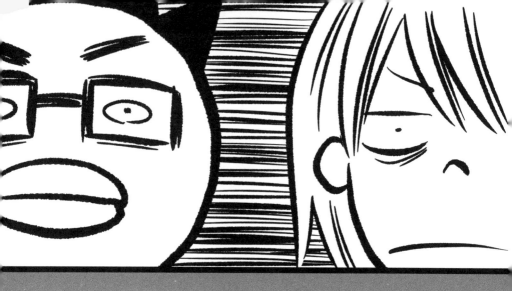

実はひぃちゃんを
授かる前に

私たち夫婦には
9週で稽留流産した
赤ちゃんがいました

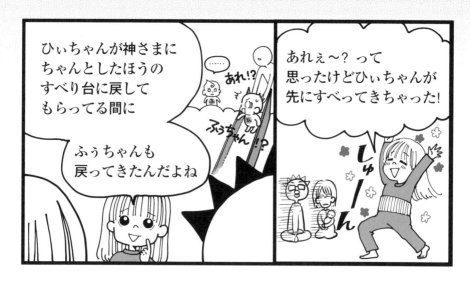

ひぃちゃんが神さまに
ちゃんとしたほうの
すべり台に戻して
もらってる間に

ふうちゃんも
戻ってきたんだよね

……

あれ!?

ふぅちゃん!?

あれぇ〜? って
思ったけどひぃちゃんが
先にすべってきちゃった!

じゅーーーん

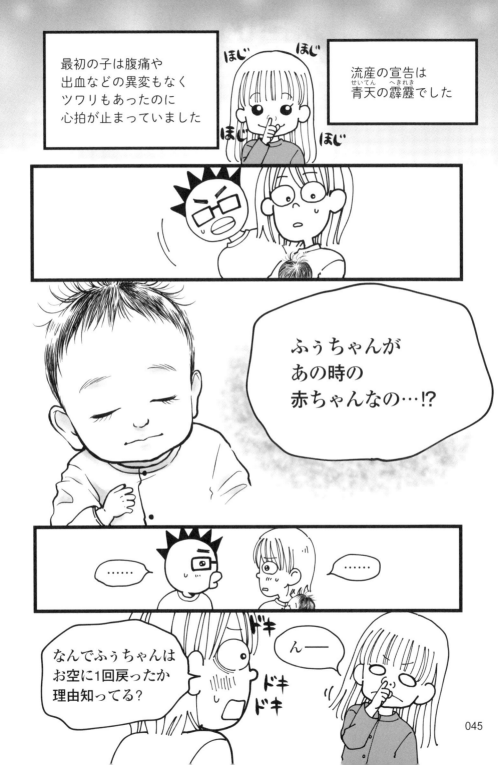

最初の子は腹痛や
出血などの異変もなく
ツワリもあったのに
心拍が止まっていました

流産の宣告は
青天の霹靂でした

ふうちゃんが
あの時の
赤ちゃんなの…!?

なんでふうちゃんは
お空に1回戻ったか
理由知ってる?

ん—

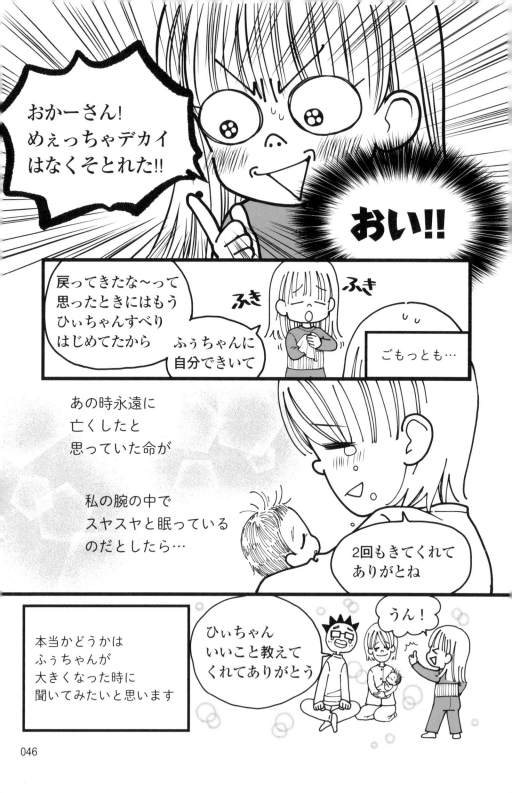

おかーさん！
めぇっちゃデカイ
はなくそとれた!!

おい!!

戻ってきたな〜って
思ったときにはもう
ひぃちゃんすべり
はじめてたから

ふき　ふき

ふぅちゃんに
自分できいて

ごもっとも…

あの時永遠に
亡くしたと
思っていた命が

私の腕の中で
スヤスヤと眠っている
のだとしたら…

2回もきてくれて
ありがとね

ひぃちゃん
いいこと教えて
くれてありがとう

うん！

本当かどうかは
ふぅちゃんが
大きくなった時に
聞いてみたいと思います

④

流産した時のこと

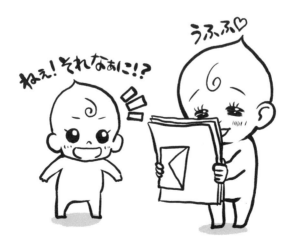

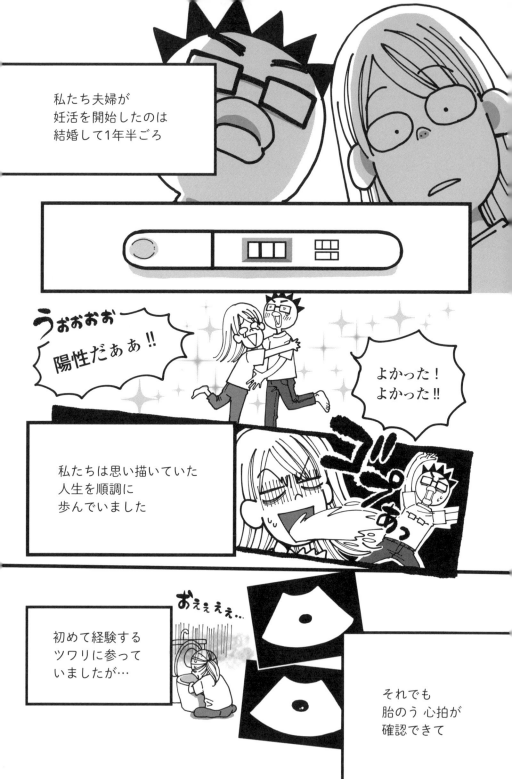

私たち夫婦が
妊活を開始したのは
結婚して1年半ごろ

うぉぉぉぉ
陽性だぁぁ‼

よかった！
よかった‼

私たちは思い描いていた
人生を順調に
歩んでいました

初めて経験する
ツワリに参って
いましたが…

おぇぇぇぇ…

それでも
胎のう 心拍が
確認できて

今日は2頭身に
成長してるね〜!

ありがとう
ございます♡

初めての妊娠に
浮かれまくってて
完全に頭が
お花畑でした

しかしこの日から
まだ8週目 9週目にも
かかわらず
ツワリが少しずつ
軽くなります

たべられる!!

でもまだお花畑だった
おバカな私は…

世の中に流産・死産が
あることは知っていましたが
自分は100％無事に生めると
信じて疑っていませんでした

産婦人科

私が毎日ツワリで
苦しんでいるから
赤ちゃんがラクに
してくれたのね♡
親孝行♡♡

そして次の検診――

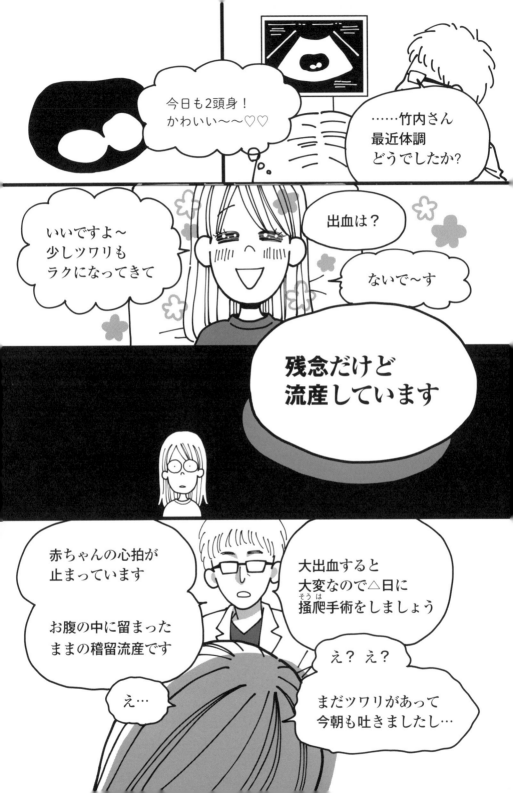

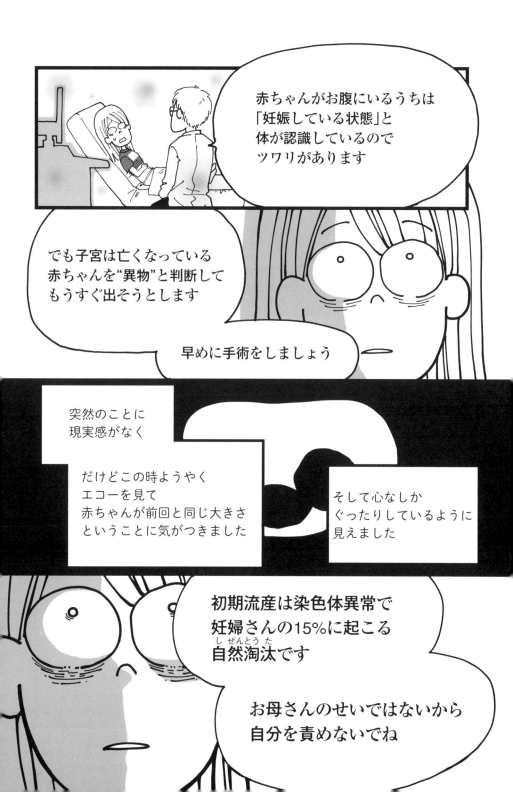

…「お母さん」
…私のせいではないのか

へ〜そうなんだ

でも自分のお腹の中で我が子が
亡くなっていることに
気がつけなかった私は
「母親失格」だと思いました

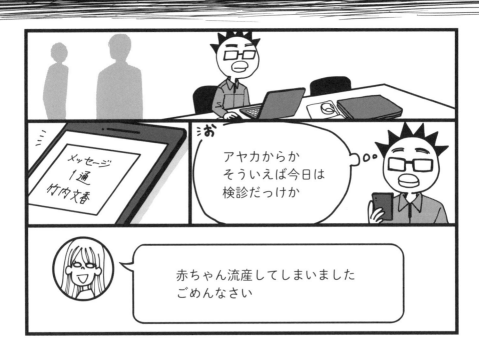

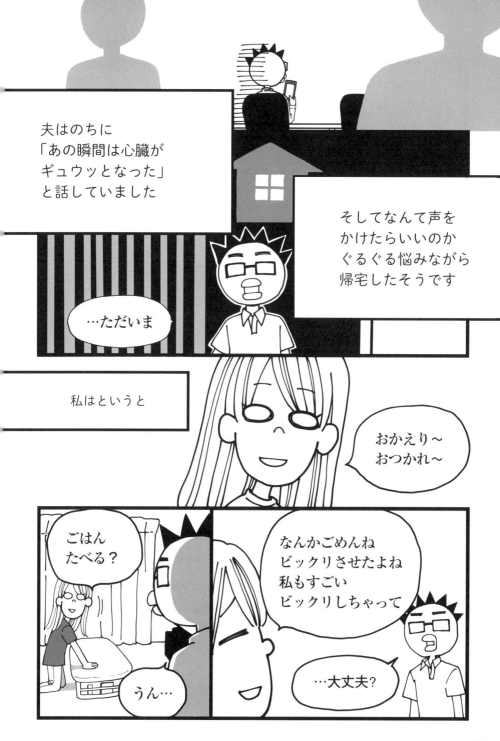

053

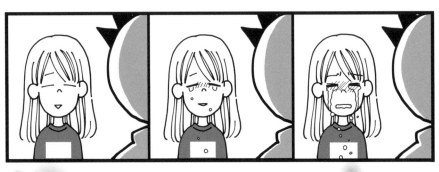

病院から帰っても
特に涙は出なくて
意外と自分は
冷静なのかと
思っていましたが

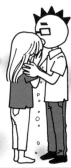

夫の顔を見たら
「もう泣いてもいい」
という気持ちに
なりました

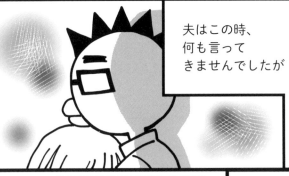

夫はこの時、
何も言って
きませんでしたが

「男の自分は
何もしてやれないし
どんな言葉をかけても
他人事になってしまう…」と、
思っていたそうです

必要がなくなって
しまった母子手帳を
見るのが悲しくて

「おなかに赤ちゃんが
います」マークを
カバンからはずす時は

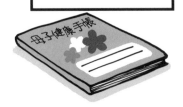

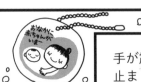

手が震えて涙が
止まりませんでした

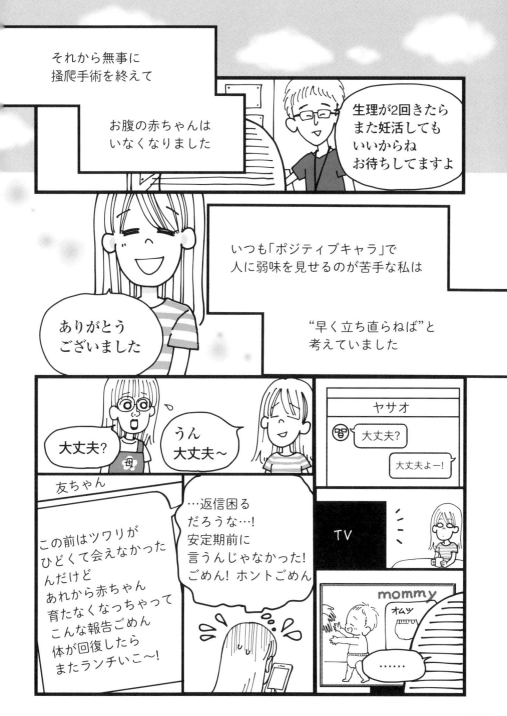

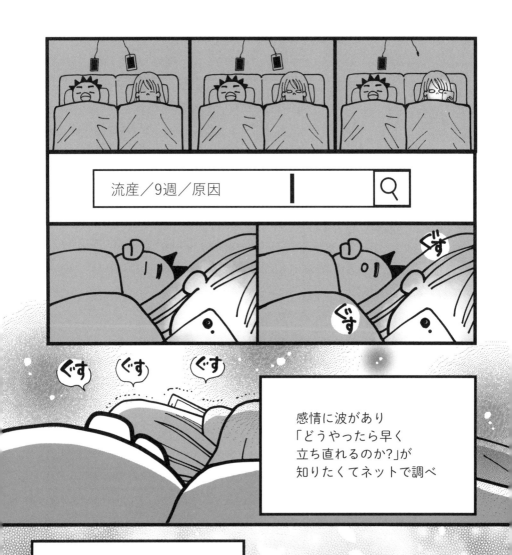

流産／9週／原因

感情に波があり
「どうやったら早く
立ち直れるのか?」が
知りたくてネットで調べ

"天使ママ"という人たちが
世の中には
たくさんいることを知り

「妊娠・出産」で
頭がいっぱいになり

どんどん流産・死産の
体験談を読みあさり

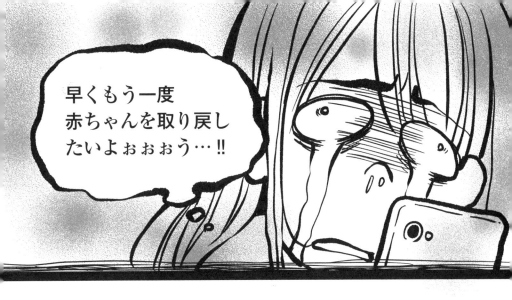

早くもう一度
赤ちゃんを取り戻し
たいよぉぉぉう…!!

「妊娠したいオバケ」に
なっていきました…!! !!

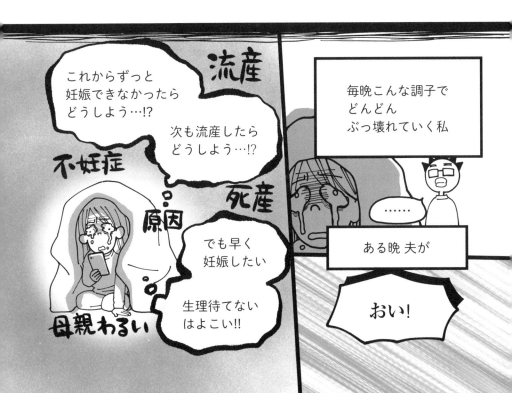

これからずっと
妊娠できなかったら
どうしよう…!?

流産

次も流産したら
どうしよう…!?

不妊症

死産

原因

でも早く
妊娠したい

生理待てない
はよこい!!

母親わるい

毎晩こんな調子で
どんどん
ぶっ壊れていく私

……

ある晩 夫が

おい!

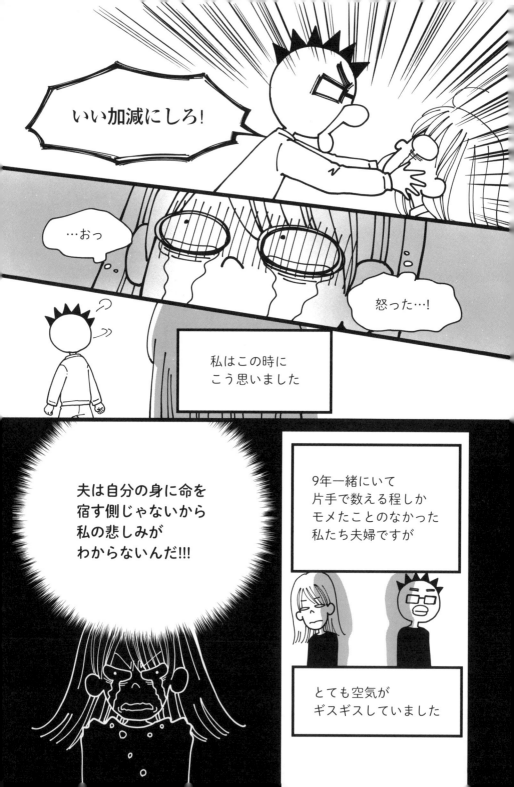

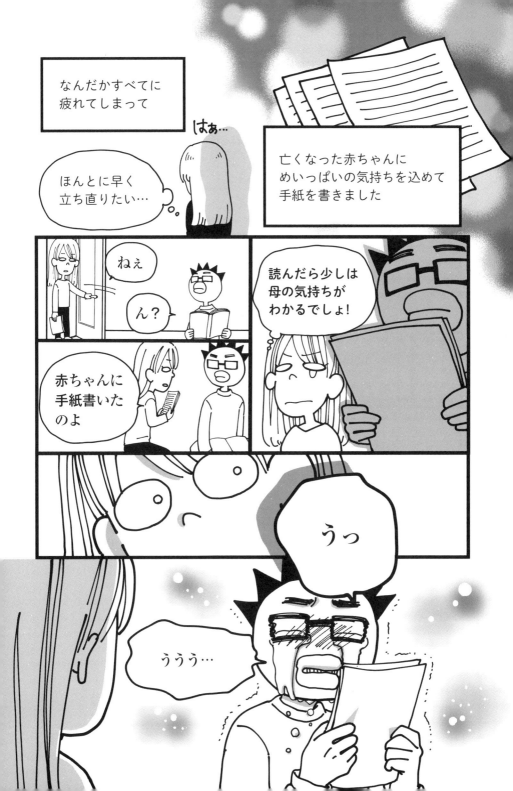

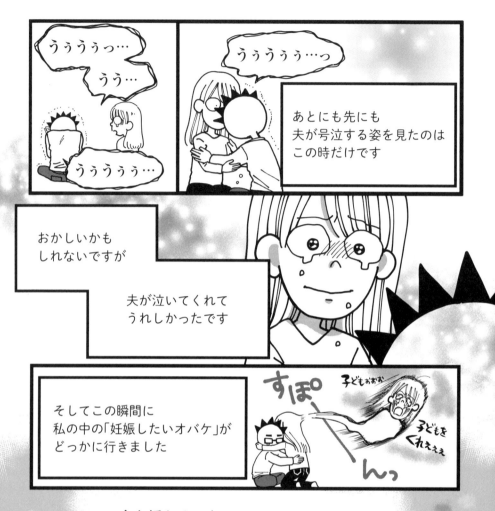

うぅぅぅっ…

うぅ…

うぅぅぅぅ…

うぅぅぅぅ…っ

あとにも先にも
夫が号泣する姿を見たのは
この時だけです

おかしいかも
しれないですが

夫が泣いてくれて
うれしかったです

そしてこの瞬間に
私の中の「妊娠したいオバケ」が
どっかに行きました

子どもぉおお

子どもを
くれぇぇぇ

すぽ

んっ

命を授かること
その命を無事に生めることは奇跡

当たり前に
知っていたつもりの
奇跡について

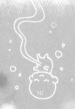

身をもって自分の奥の
深い部分で
理解した気がしました

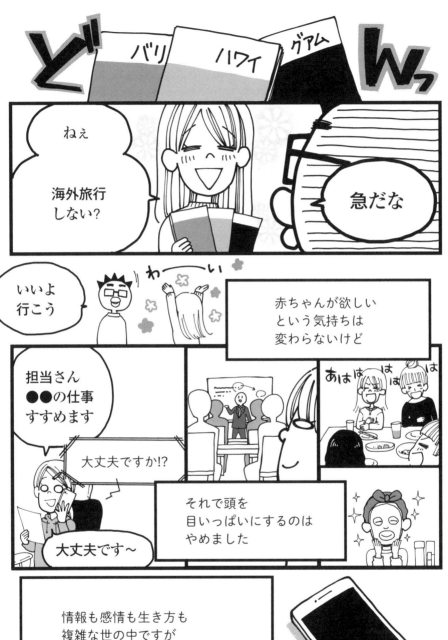

ねぇ

海外旅行しない?

急だな

いいよ
行こう

わーーい

赤ちゃんが欲しい
という気持ちは
変わらないけど

担当さん
●●の仕事
すすめます

大丈夫ですか!?

大丈夫です〜

あはは　は　は

それで頭を
目いっぱいにするのは
やめました

情報も感情も生き方も
複雑な世の中ですが
振り回されるのもやめました

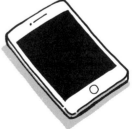

命が奇跡だと
いうならば

大人になった私も
奇跡の連続で
今ここにいるのだと

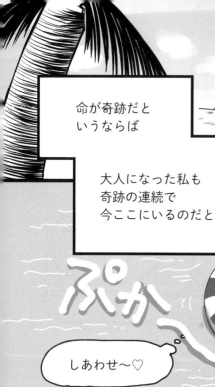

ぷか〜〜ん...

しあわせ〜♡

だったらまずは
自分の人生と自分自身を
大切にしようと
思いました

そして

ぬぅっ

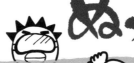

幸せだな

幸せだねぇ

赤ちゃんに
選んでもらう前に

私のことを
一生のパートナーに
選んでくれた夫だって
大切な宝物です

改めて夫に
感謝と愛情をもつように
なりました

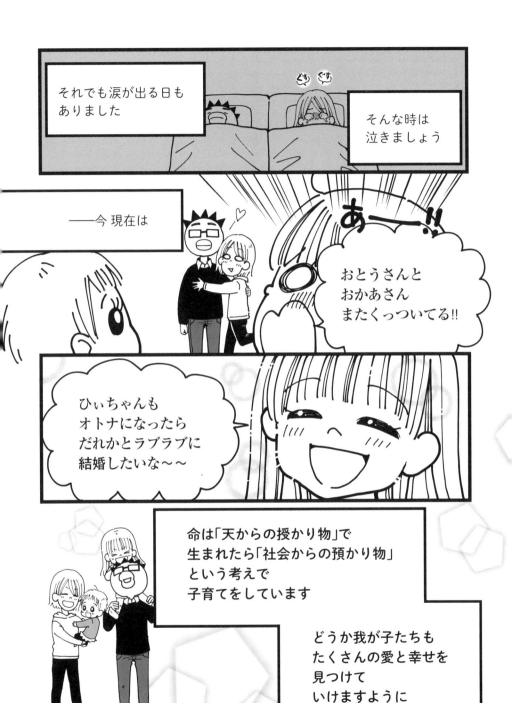

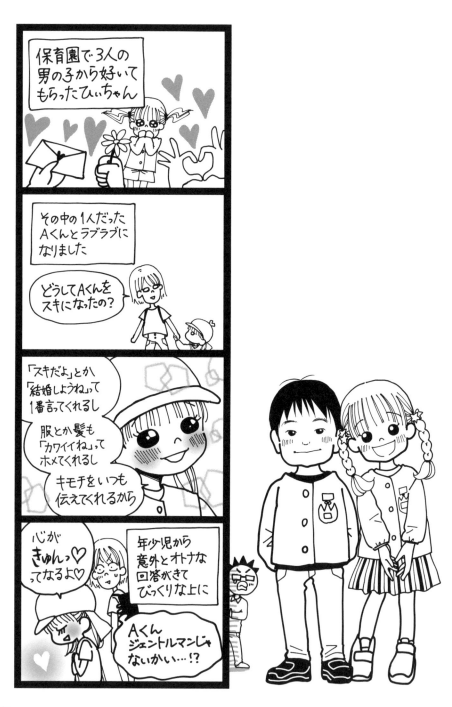

保育園で3人の
男の子から好いて
もらったひぃちゃん

その中の1人だった
Aくんとラブラブに
なりました

どうしてAくんを
スキになったの?

「スキだよ」とか
「結婚しようね」って
1番言ってくれるし

服とか髪も
「カワイイね」って
ホメてくれるし

キモチをいつも
伝えてくれるから

心が
きゅんっ♡
ってなるよ♡

年少児から
意外とオトナな
回答がきて
びっくりな上に

Aくん
ジェントルマンじゃ
ないかい…!?

⑤

未来の孫のはなし

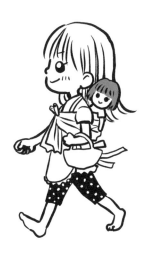

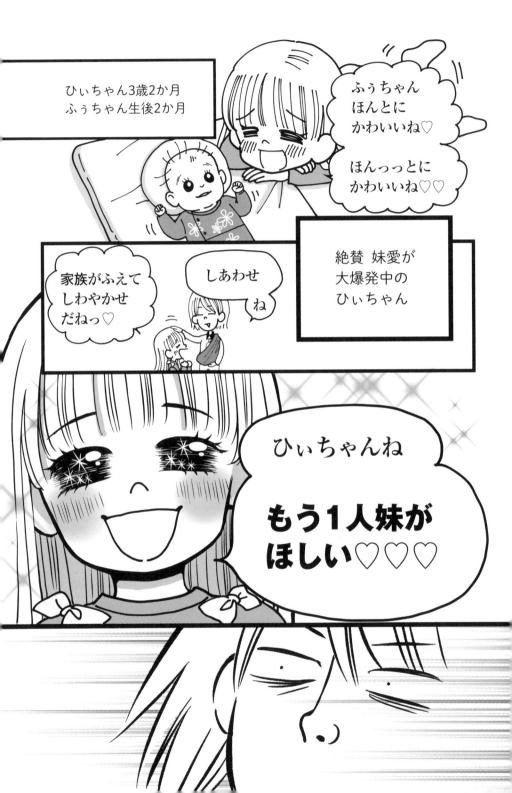

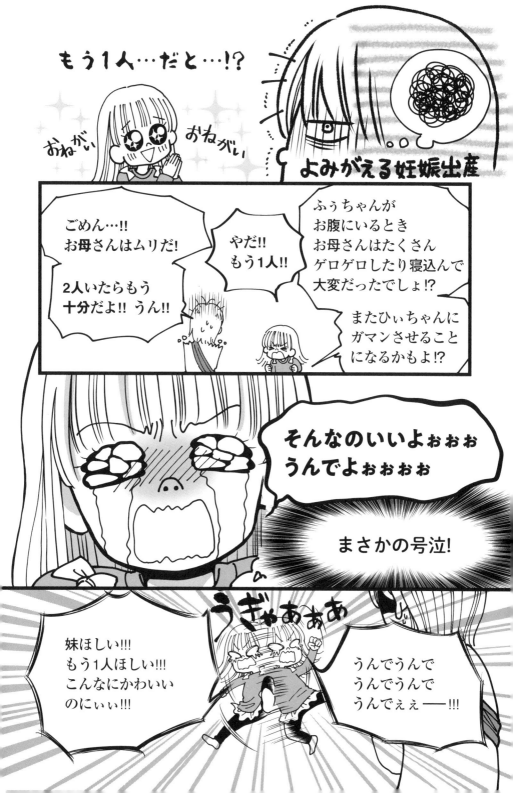

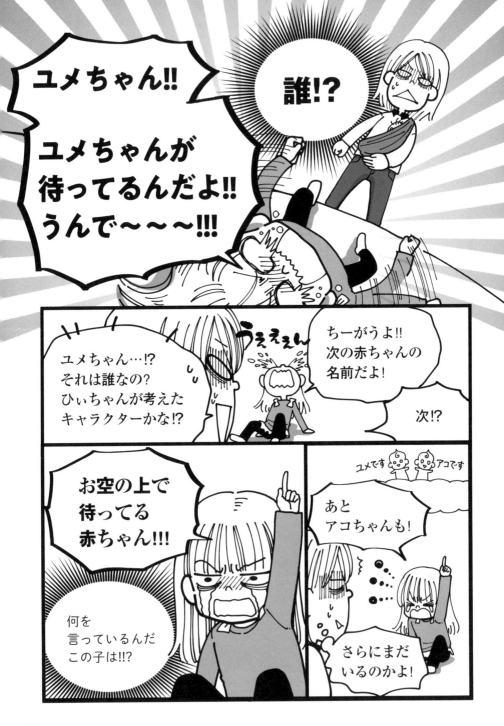

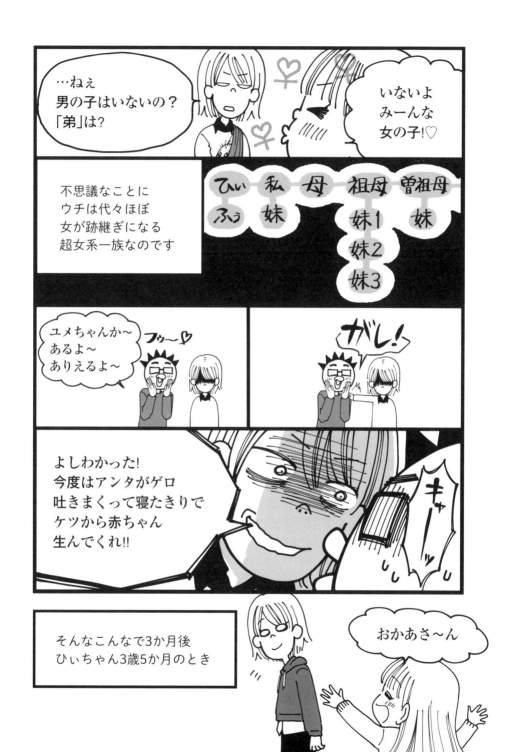

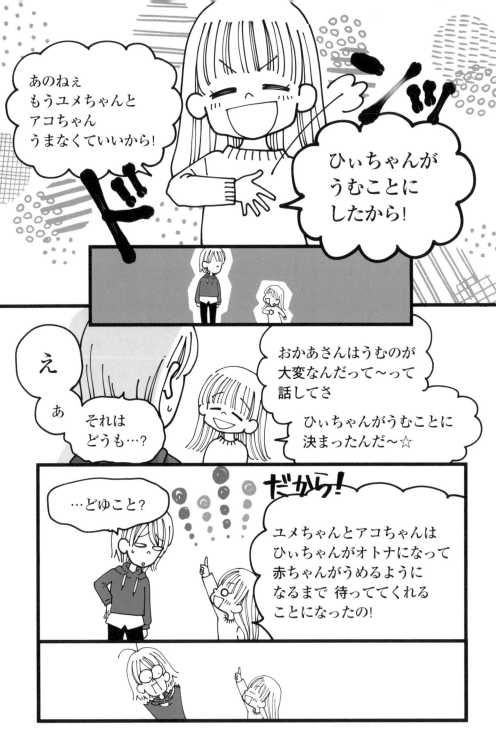

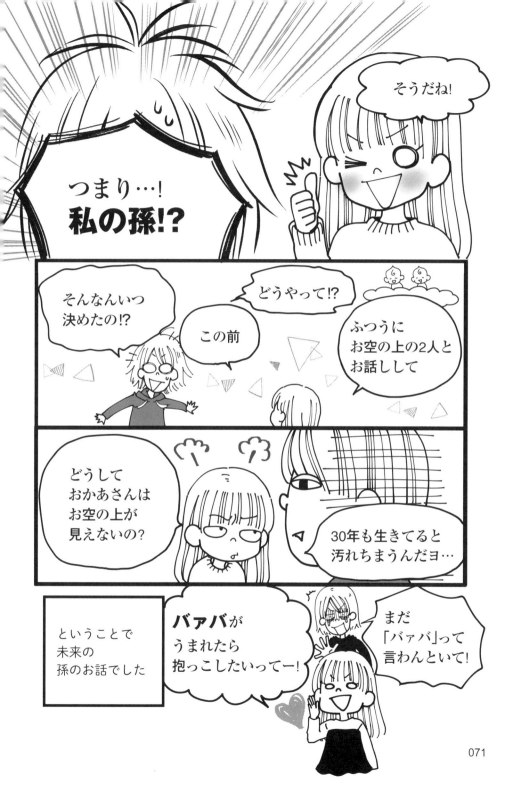

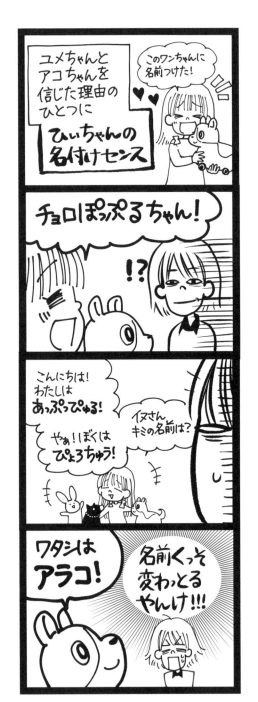

ひぃちゃんは名付けの
センスが壊滅的な上に
すぐに忘れてしまう子でした。
なのでまともな
「ユメちゃん」「アコちゃん」を
ずっと忘れずに話してくれて
いたことがおどろきでした。

お腹の見学に行く

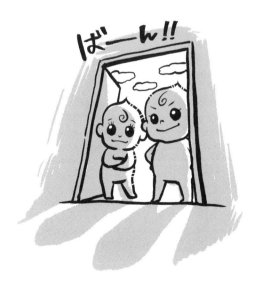

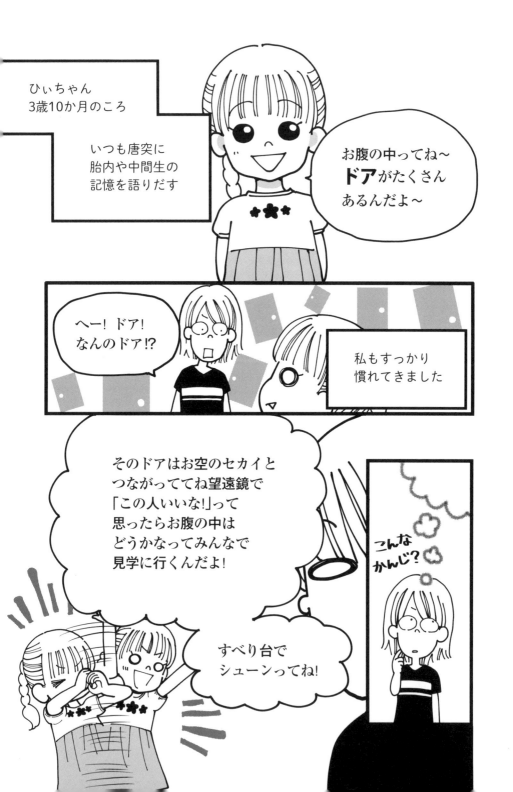

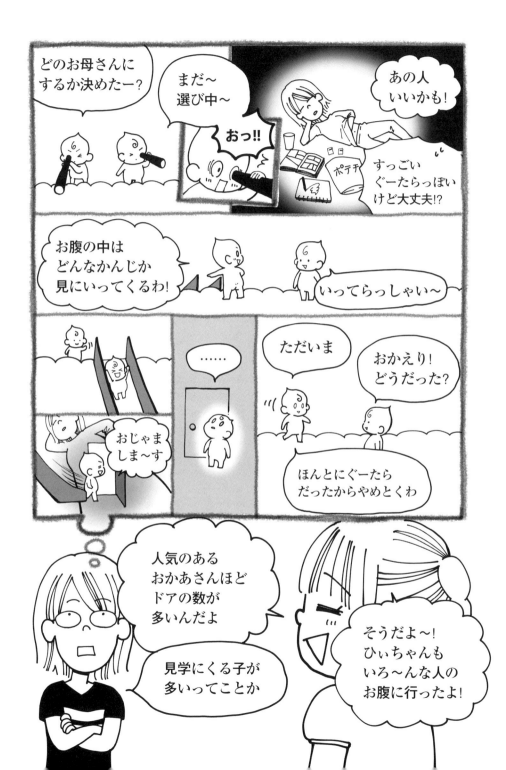

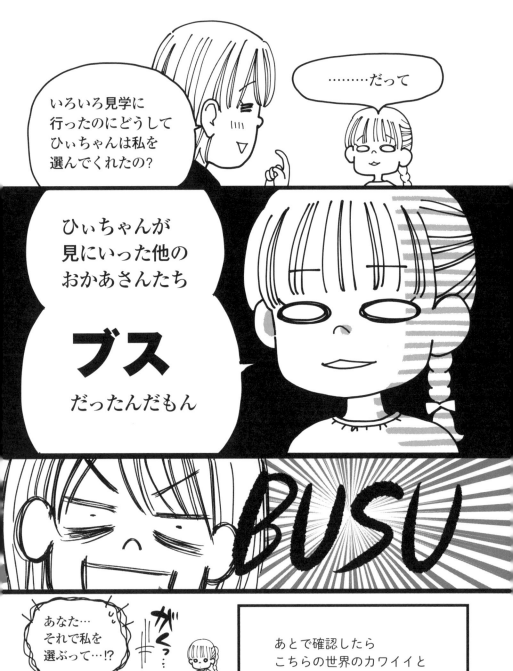

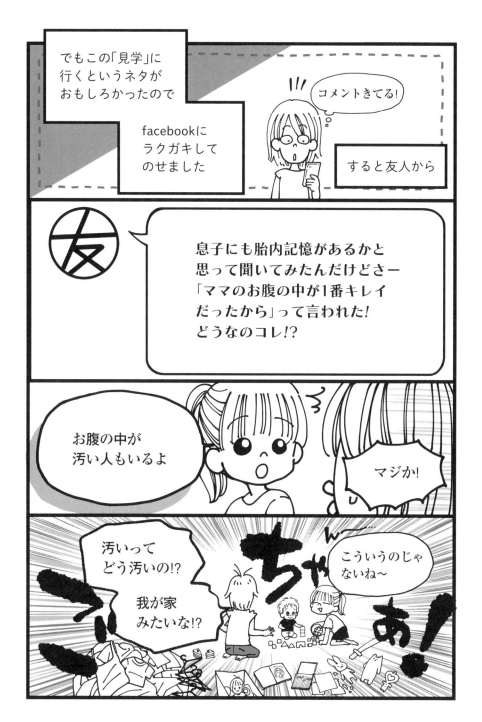

でもこの「見学」に行くというネタがおもしろかったので

facebookにラクガキしてのせました

コメントきてる!

すると友人から

息子にも胎内記憶があるかと思って聞いてみたんだけどさー「ママのお腹の中が1番キレイだったから」って言われた!どうなのコレ!?

お腹の中が汚い人もいるよ

マジか!

汚いってどう汚いの!?

我が家みたいな!?

こういうのじゃないね〜

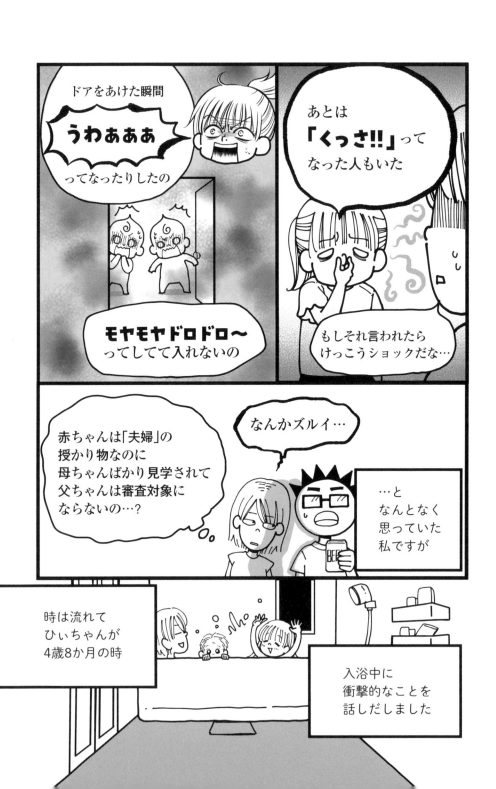

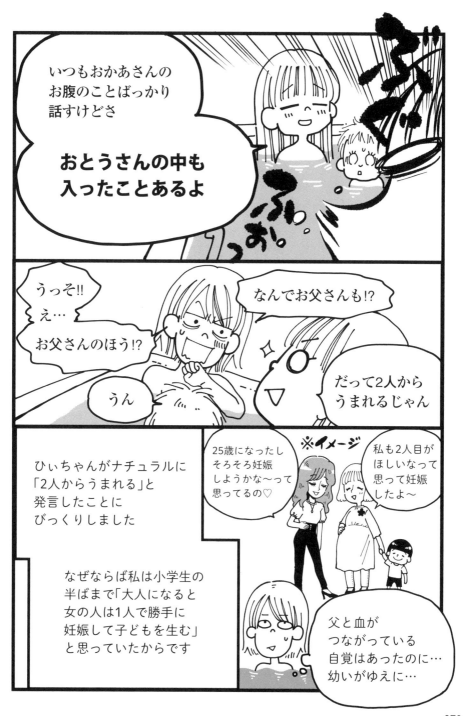

いつもおかあさんの
お腹のことばっかり
話すけどさ

**おとうさんの中も
入ったことあるよ**

うっそ!!
え…
お父さんのほう!?

なんでお父さんも!?

うん

だって2人から
うまれるじゃん

ひぃちゃんがナチュラルに
「2人からうまれる」と
発言したことに
びっくりしました

25歳になったし
そろそろ妊娠
しようかな〜って
思ってるの♡

※イメージ

私も2人目が
ほしいなって
思って妊娠
したよ〜

なぜならば私は小学生の
半ばまで「大人になると
女の人は1人で勝手に
妊娠して子どもを生む」
と思っていたからです

父と血が
つながっている
自覚はあったのに…
幼いがゆえに…

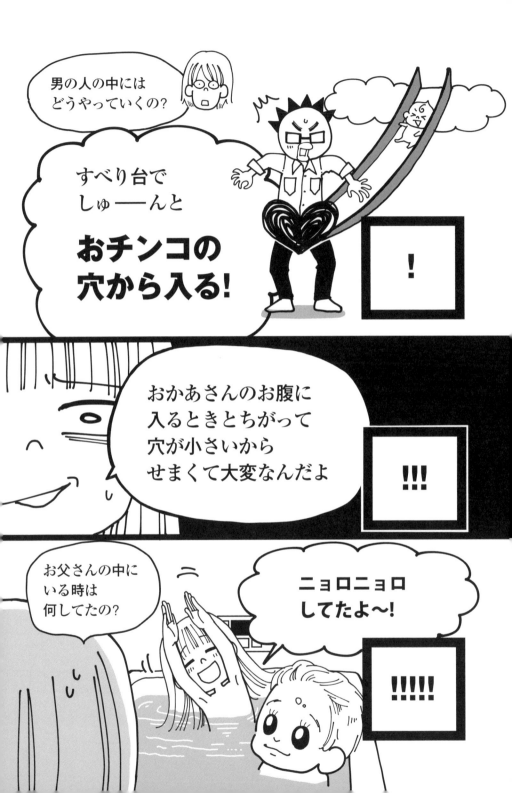

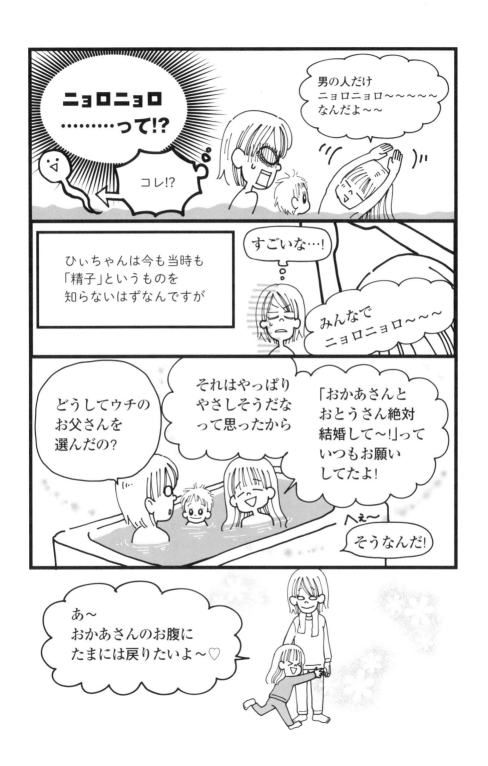

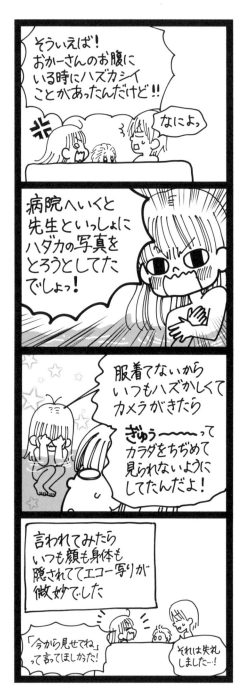

そういえば！
おかーさんのお腹に
いる時にハズカシイ
ことがあったんだけど!!

なによっ

病院へいくと
先生といっしょに
ハダカの写真を
とろうとしてた
でしょっ！

服着てないから
いつもハズかしくて
カメラがきたら

ぎゅう〜〜って
カラダをちぢめて
見られないように
してたんだよ！

言われてみたら
いつも顔も身体も
隠されててエコー写りが
微妙でした

「今から見せてね」
って言ってほしかった！

それは失礼
しました…！

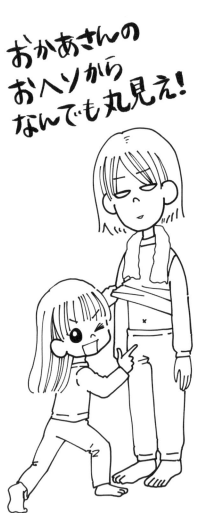

おかあさんの
おヘソから
なんでも丸見え！

7

まさかの予言

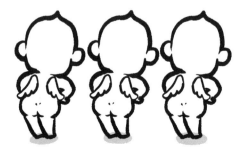

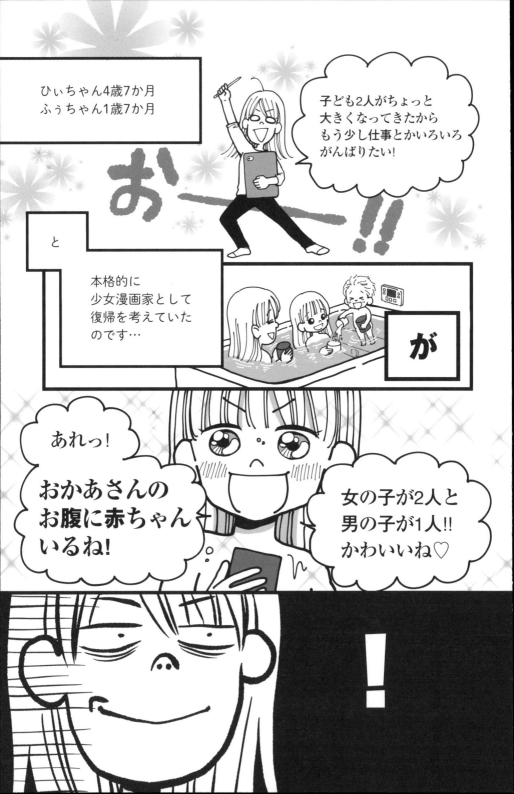

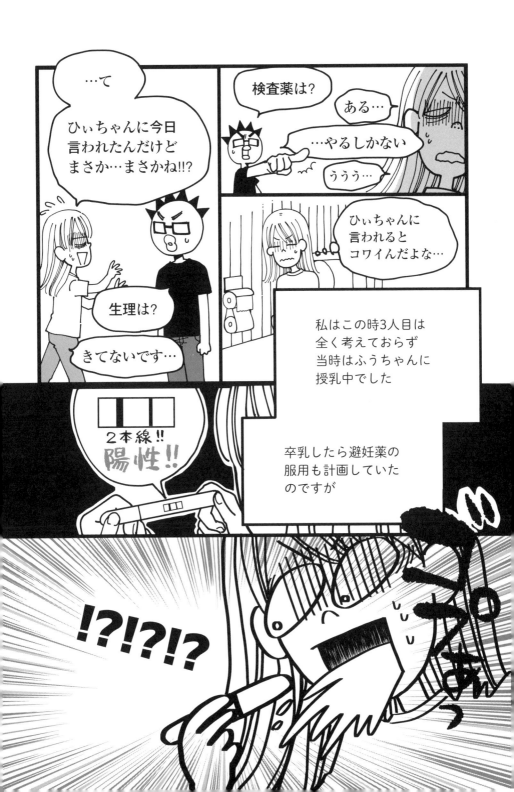

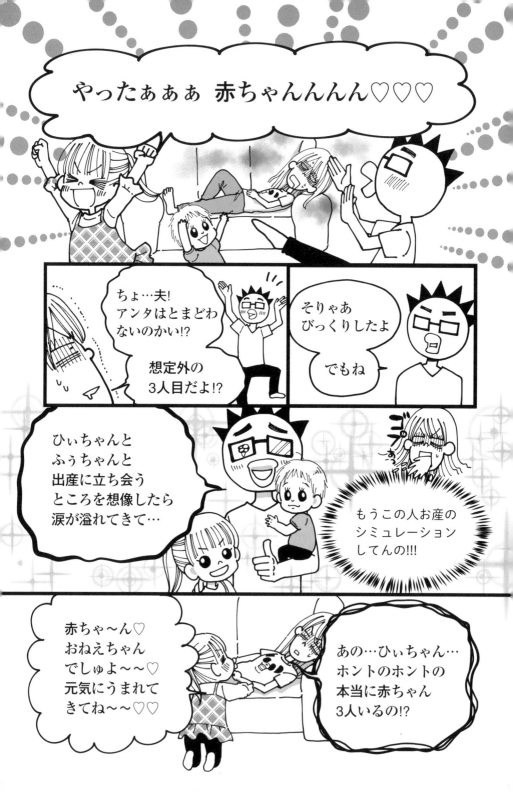

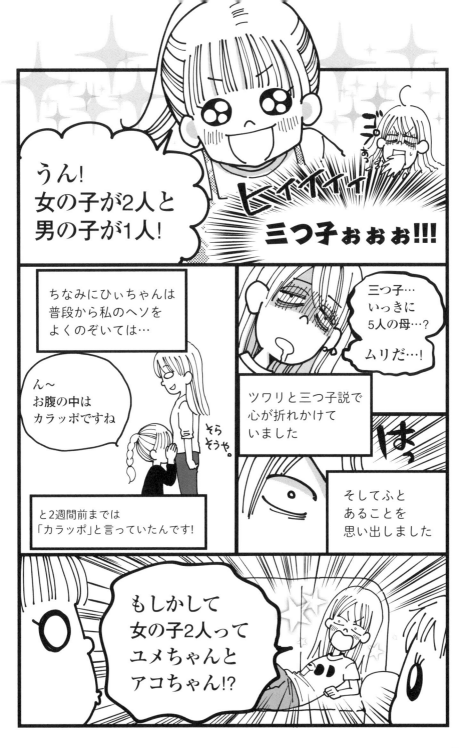

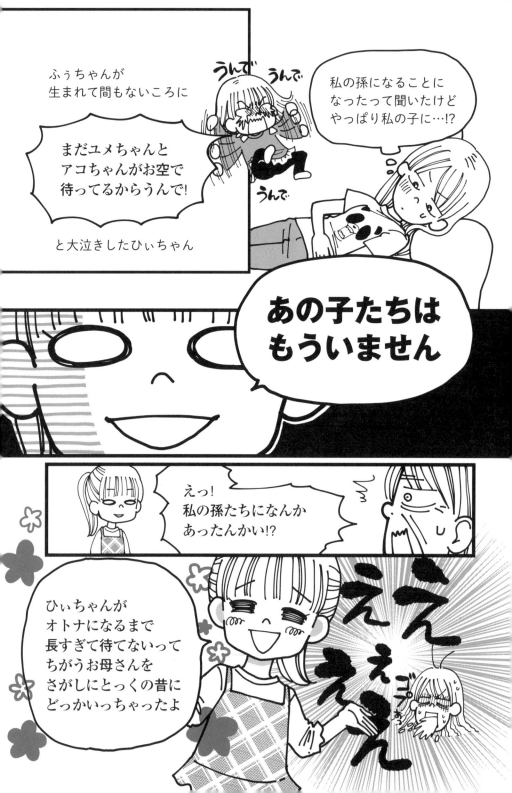

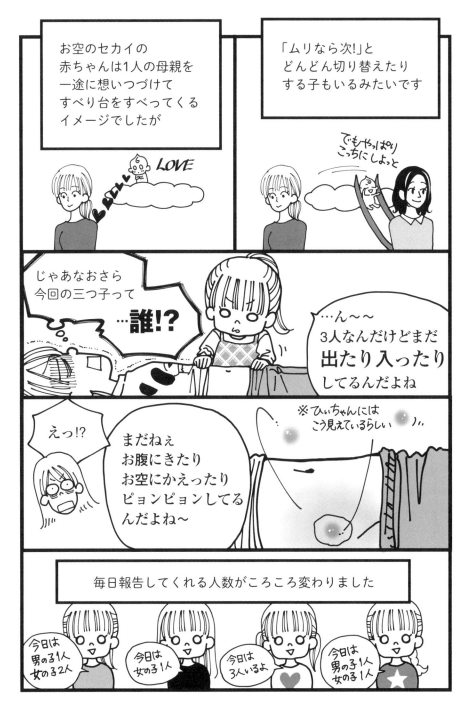

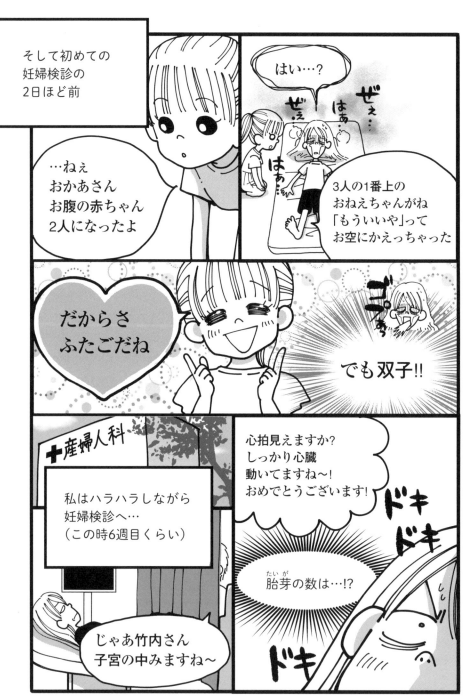

※胎芽…妊娠8週目未満の赤ちゃん

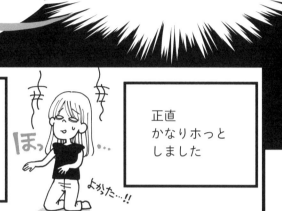

ひとぉぉぉつ!

多胎児を生み育てる
覚悟もなければ
4人の母になる
自信もなかった私…

正直
かなりホっと
しました

帰宅してお腹の子は
1人だとひぃちゃんに
伝えると…

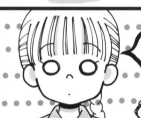

ふーん

ふーんて!

でも女の子と
男の子の2人
いるよ

でもエコーは
1人しか
いなかったよ!

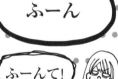

数日後

お腹の子は結局
女の子かねぇ…
男の子かねぇ…

女の子

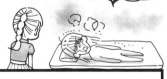

ひぃちゃんの双子説は
変わりませんでした

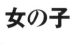

え

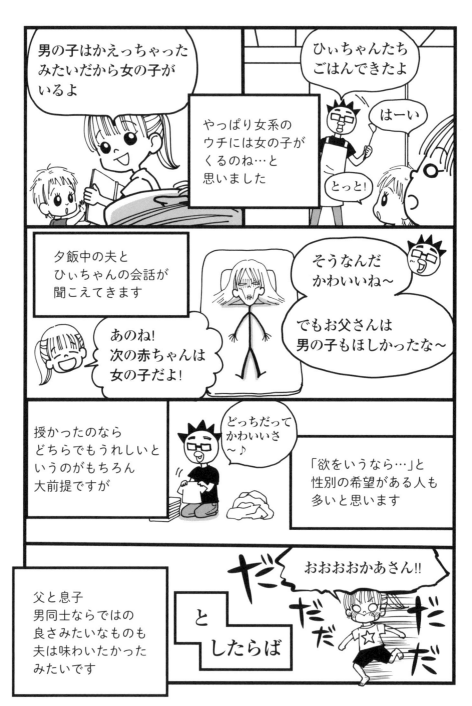

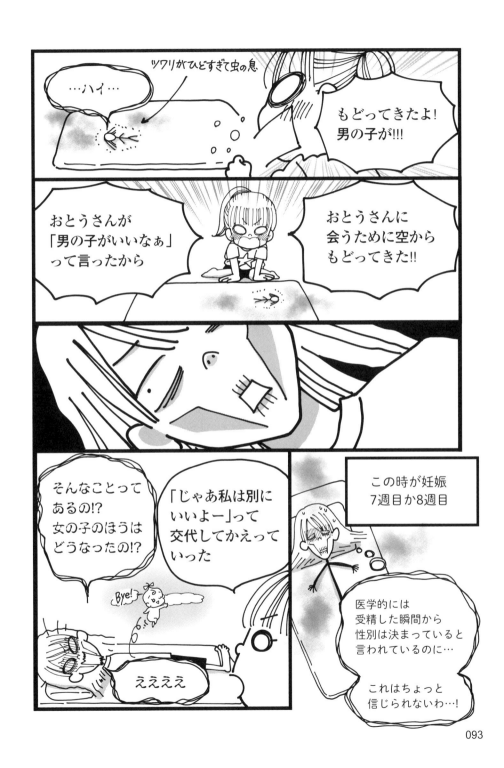

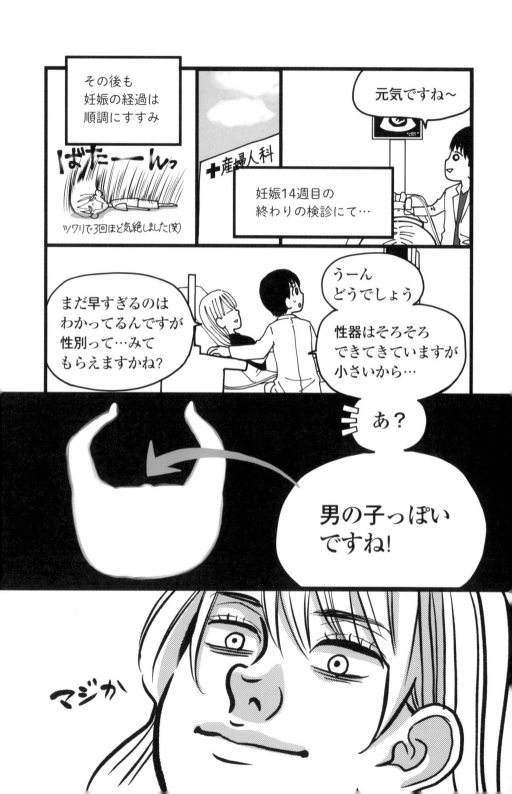

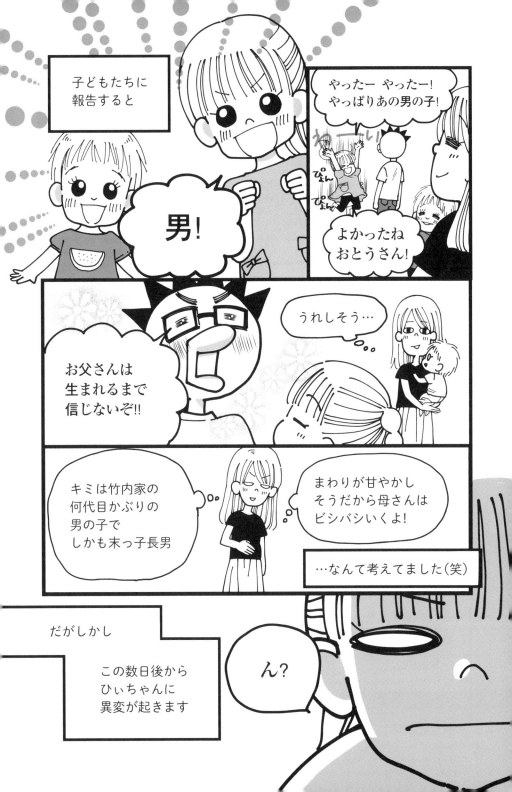

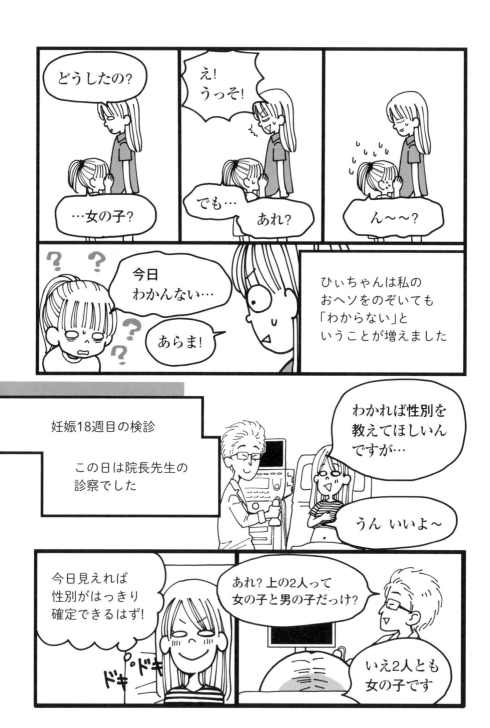

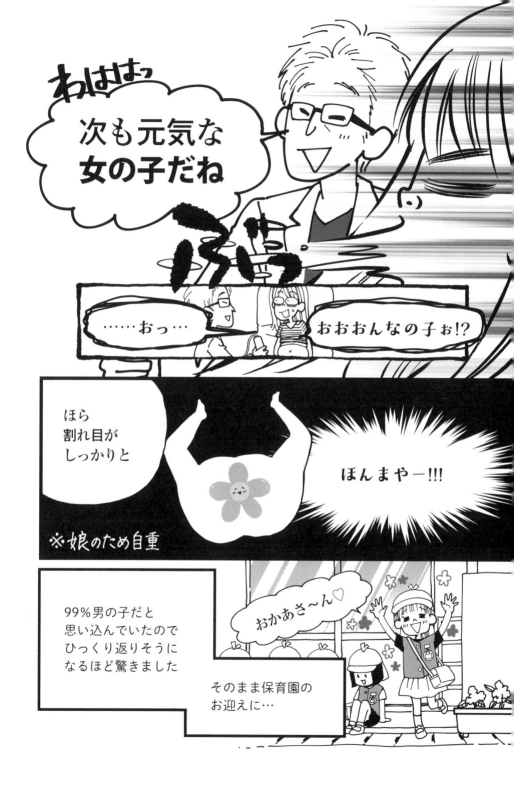

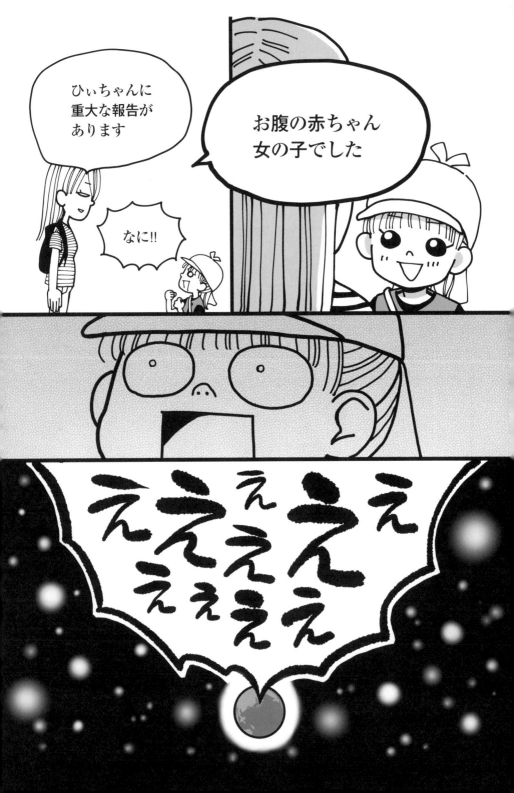

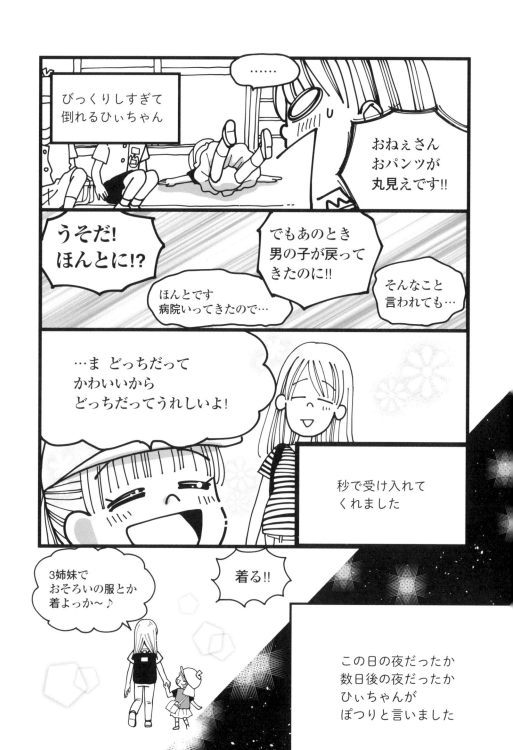

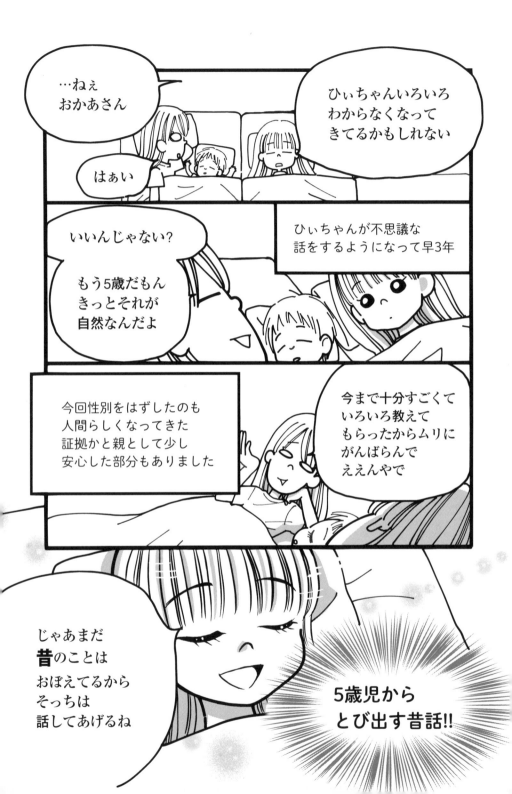

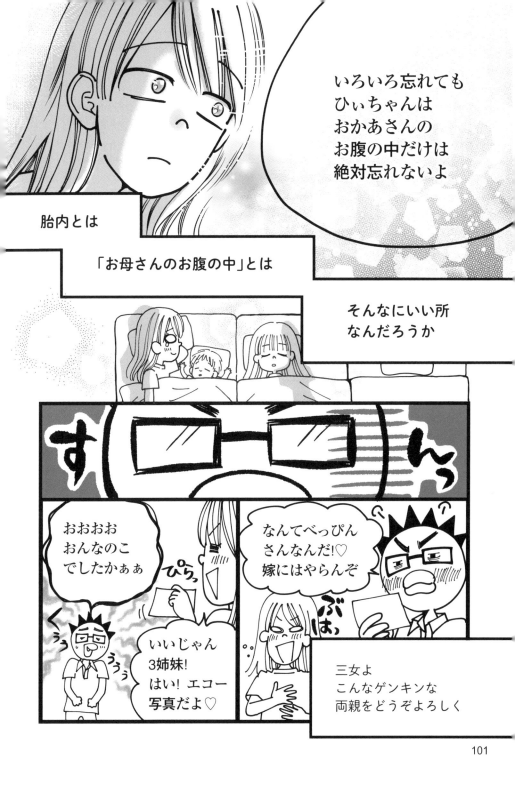

いろいろ忘れても
ひぃちゃんは
おかあさんの
お腹の中だけは
絶対忘れないよ

胎内とは

「お母さんのお腹の中」とは

そんなにいい所
なんだろうか

おおおお
おんなのこ
でしたかぁぁ

なんてべっぴん
さんなんだ!♡
嫁にはやらんぞ

いいじゃん
3姉妹!
はい! エコー
写真だよ♡

三女よ
こんなゲンキンな
両親をどうぞよろしく

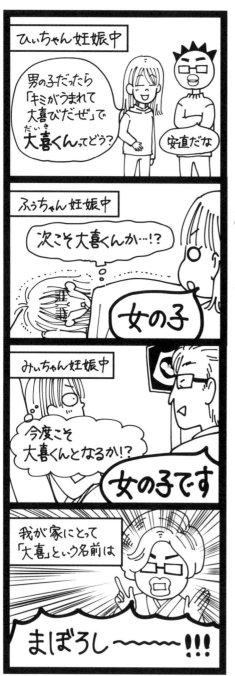

ひぃちゃんとふぅちゃんは
偶然にも共通する
意味の漢字を名前に
つけておりました。
三女だけ仲間はずれは
ダメかなと思い、3姉妹の
名前はさりげなくつながりが
あります。
このマンガでは姉妹順の
一・二・三から
ひぃちゃん、ふぅちゃん、みぃちゃん
と、名付けました。

まぼろしの大喜（笑）

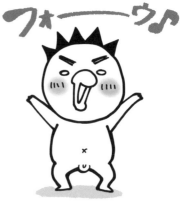

8

虹のすべり台と
光のつぶ

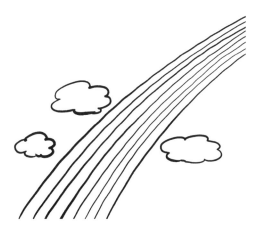

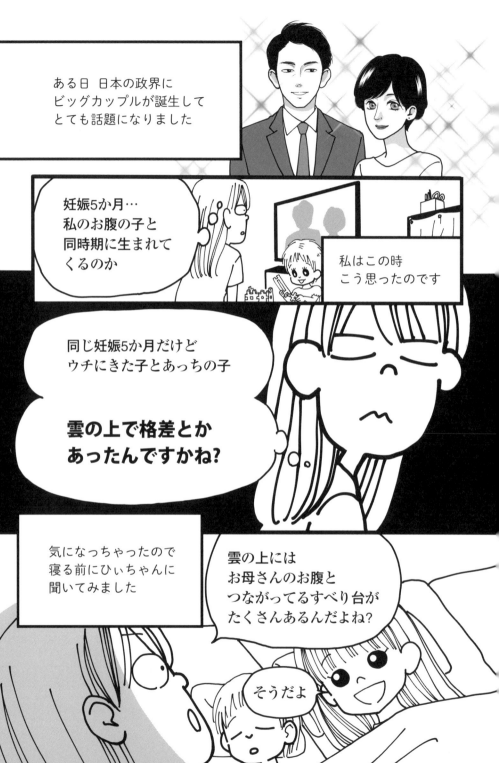

ある日 日本の政界に
ビッグカップルが誕生して
とても話題になりました

妊娠5か月…
私のお腹の子と
同時期に生まれて
くるのか

私はこの時
こう思ったのです

同じ妊娠5か月だけど
ウチにきた子とあっちの子

**雲の上で格差とか
あったんですかね?**

気になっちゃったので
寝る前にひぃちゃんに
聞いてみました

雲の上には
お母さんのお腹と
つながってるすべり台が
たくさんあるんだよね?

そうだよ

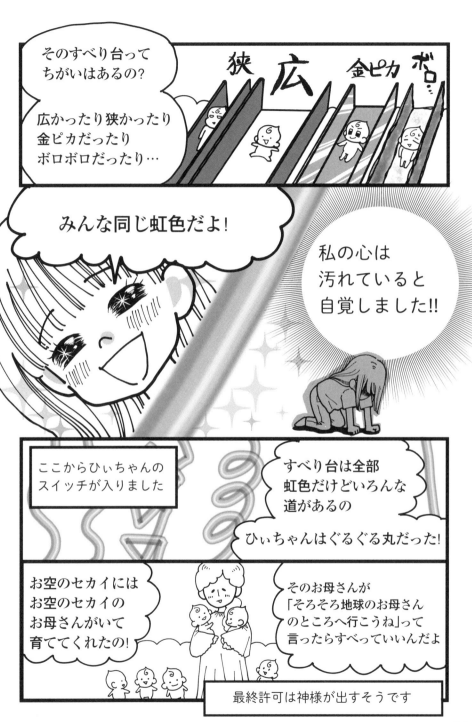

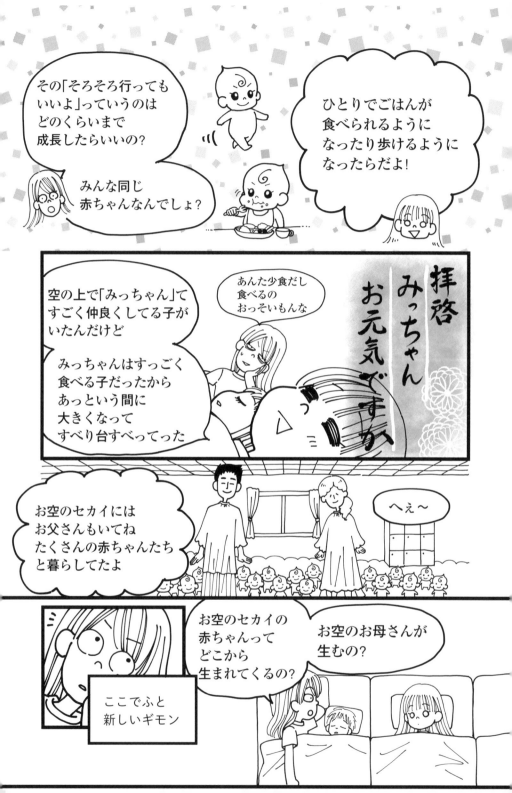

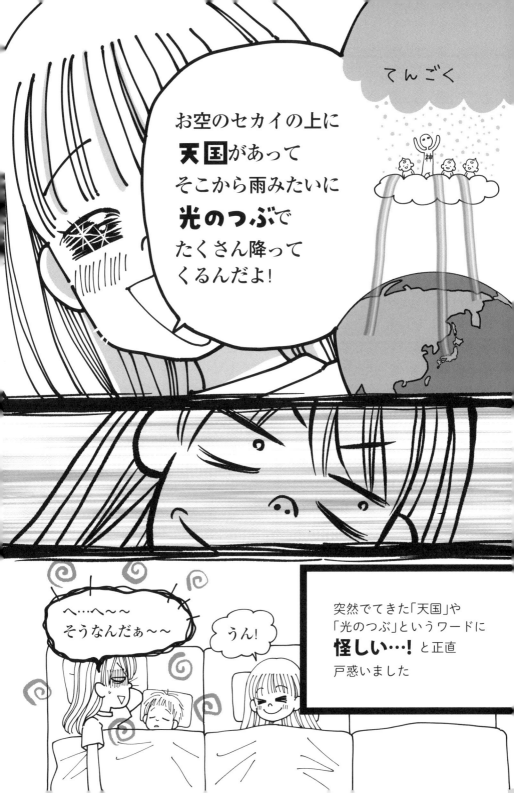

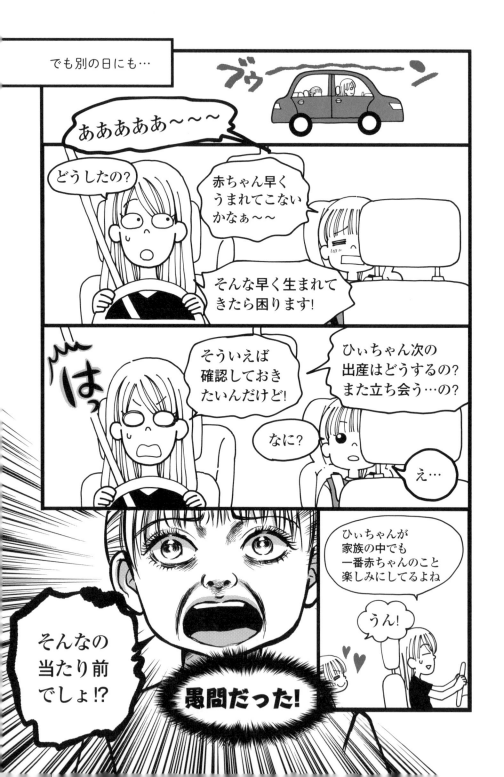

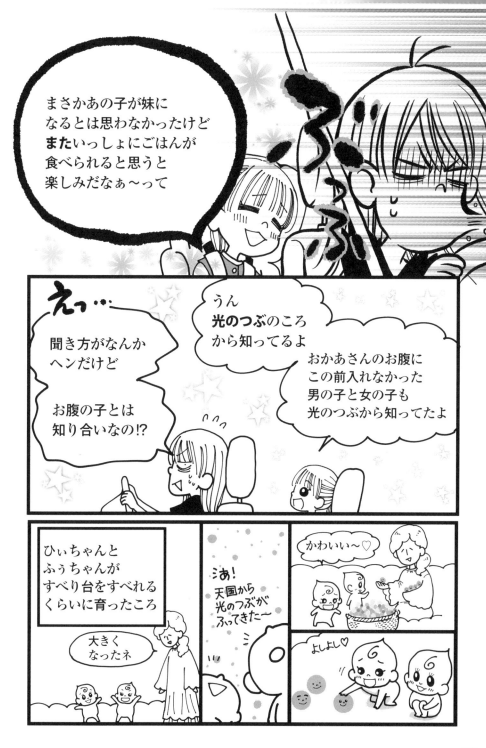

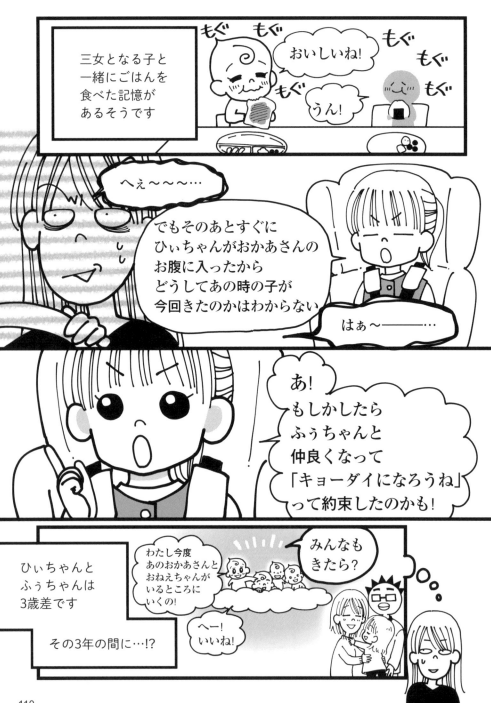

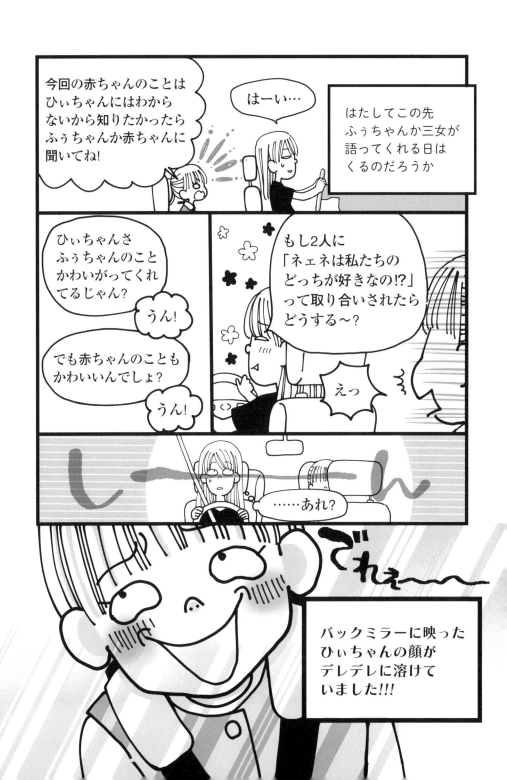

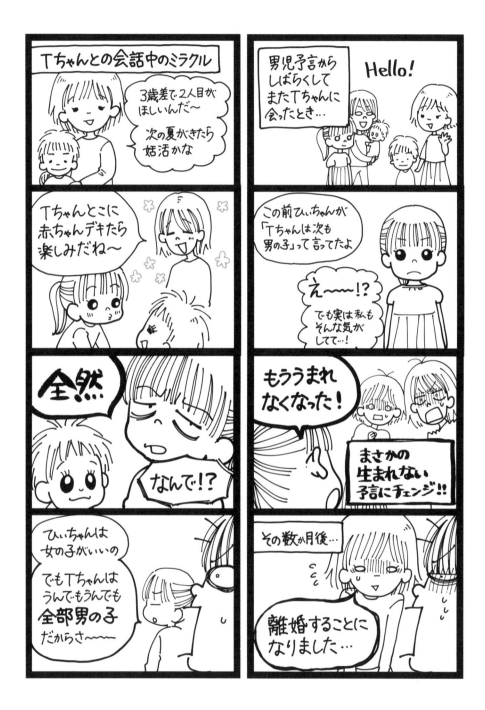

9

輪廻転生!? のはなし

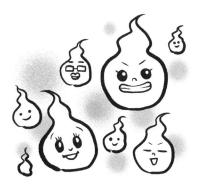

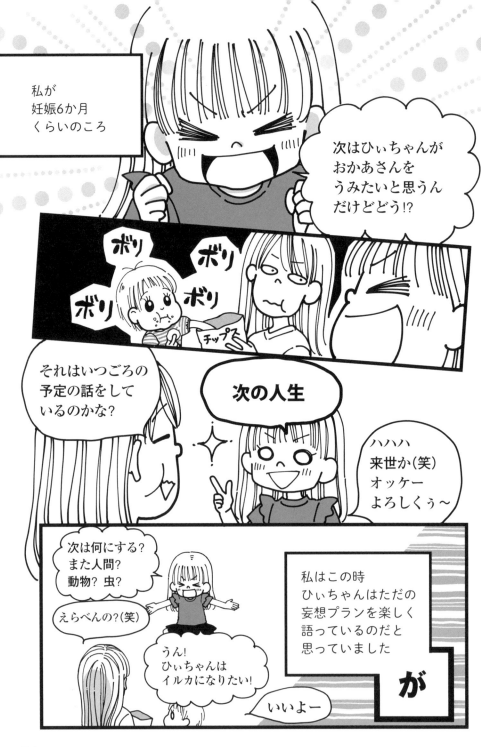

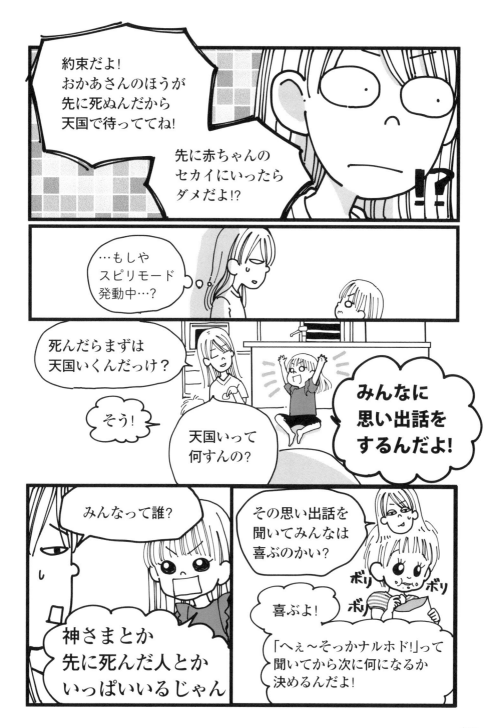

ここからひぃちゃんが語った輪廻転生の仕組み

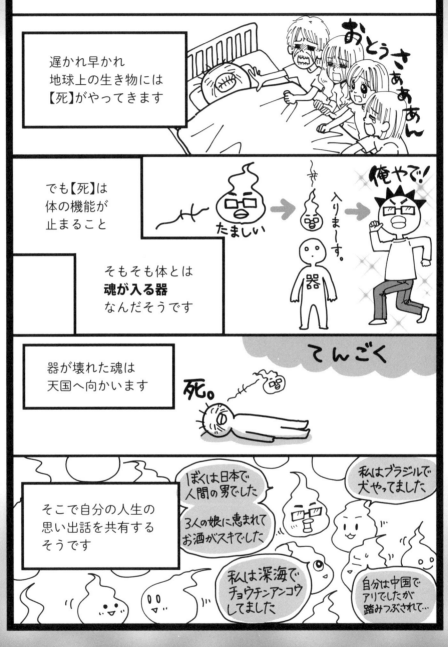

自分の人生を報告し
たくさんの他の魂から
新しい情報を得る

そしたら…

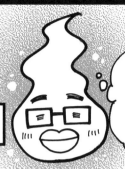

や———
オレ 次は深海で
チョウチンアンコウ
やってみたいわ

次になりたいものや
やってみたいことを
決めると

魂のカラダが
しゅしゅしゅ——と
小さくなり

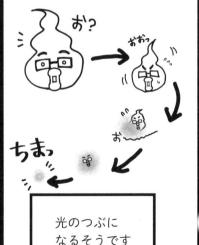

お?

おおっ

お

お

ちまぁ

光のつぶに
なるそうです

光のつぶは天国から
「光の雨」となって
お空のセカイに降り

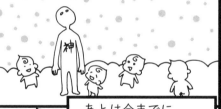

あとは今までに
描いた通りに
地球のお母さんを
見つけて
すべり台をすべって

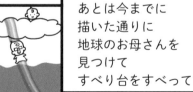

新しい人生を歩み
魂の器が壊れたら
また天国へ…

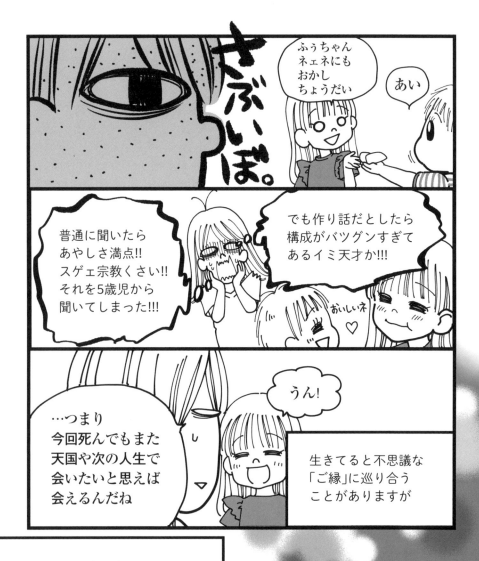

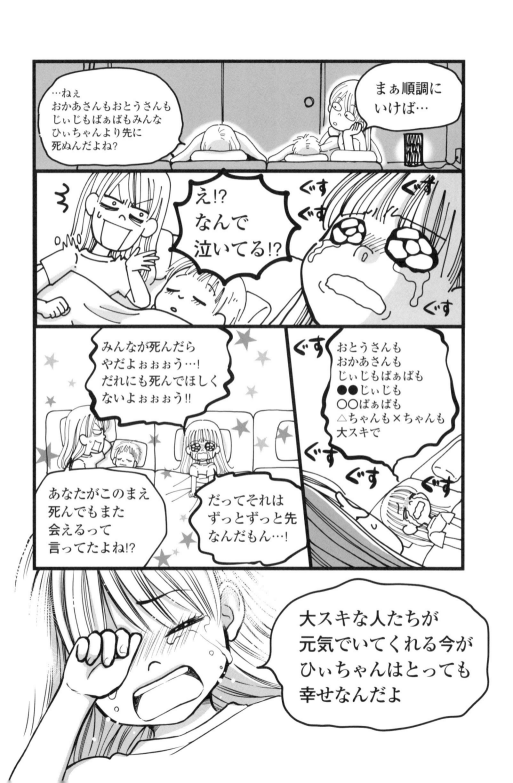

しばらく
「周りの人がいつか
死んでしまう」という
恐怖に突然めそめそ
泣きはじめることが
何度かありました

私も子どものころ
漠然と【死ぬこと】が
とても不思議で怖く
なった時がありました

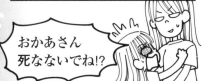

おかあさん
死なないでね!?

今が最高に
しあわせすぎる
からぁぁぁぁ

どんな
泣き方よ
(笑)

けろっと輪廻転生を
語りつつも着実に
情緒はこっちの人間に
育っているなと感じました

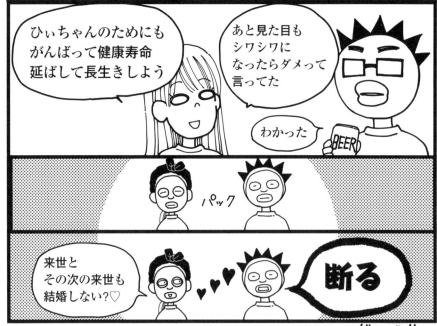

ひぃちゃんのためにも
がんばって健康寿命
延ばして長生きしよう

あと見た目も
シワシワに
なったらダメって
言ってた

わかった

BEER

パック

来世と
その次の来世も
結婚しない?♡

断る

ガーン!!

⑩ お空にかえった理由

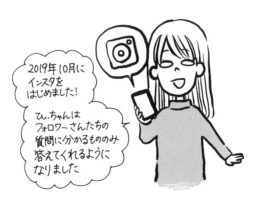

2019年10月に
インスタを
はじめました!

ひぃちゃんは
フォロワーさんたちの
質問に分かるもののみ
答えてくれるように
なりました

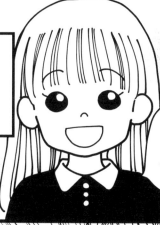

ひぃちゃんが4歳7か月
私の第3子妊娠が
判明する前のこと

ひぃちゃんが
うまれる前に先に
ふぅちゃんがお腹に
きたでしょ?

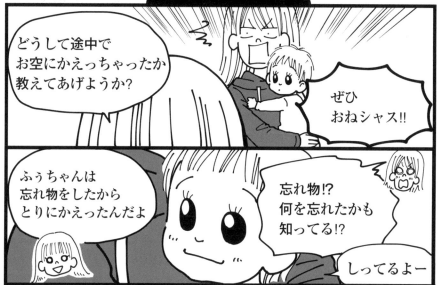

どうして途中で
お空にかえっちゃったか
教えてあげようか?

ぜひ
おねシャス!!

ふぅちゃんは
忘れ物をしたから
とりにかえったんだよ

忘れ物!?
何を忘れたかも
知ってる!?

しってるよー

おかし

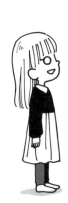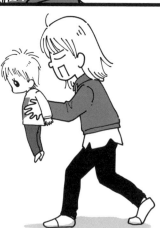

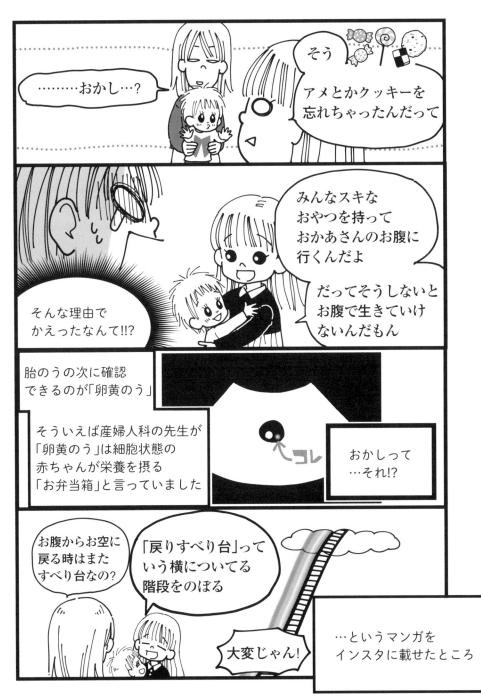

………おかし…？

そう

アメとかクッキーを
忘れちゃったんだって

みんなスキな
おやつを持って
おかあさんのお腹に
行くんだよ

だってそうしないと
お腹で生きていけ
ないんだもん

そんな理由で
かえったなんて!!?

胎のうの次に確認
できるのが「卵黄のう」

そういえば産婦人科の先生が
「卵黄のう」は細胞状態の
赤ちゃんが栄養を摂る
「お弁当箱」と言っていました

コレ

おかしって
…それ!?

お腹からお空に
戻る時はまた
すべり台なの？

「戻りすべり台」って
いう横についてる
階段をのぼる

大変じゃん！

…というマンガを
インスタに載せたところ

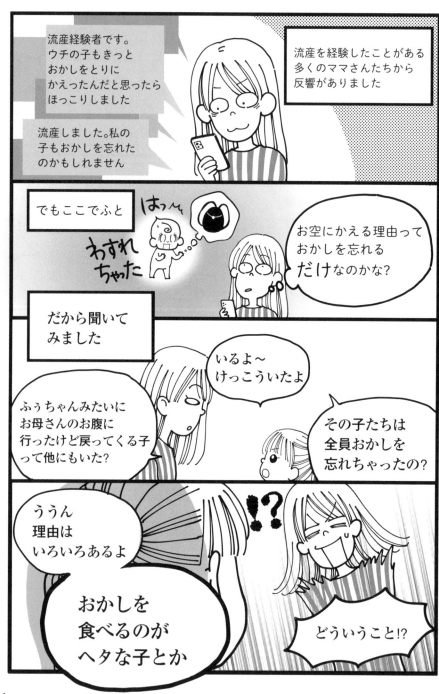

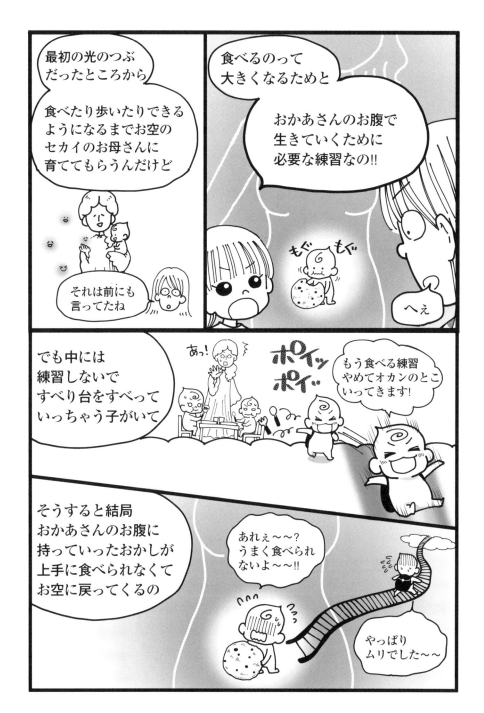

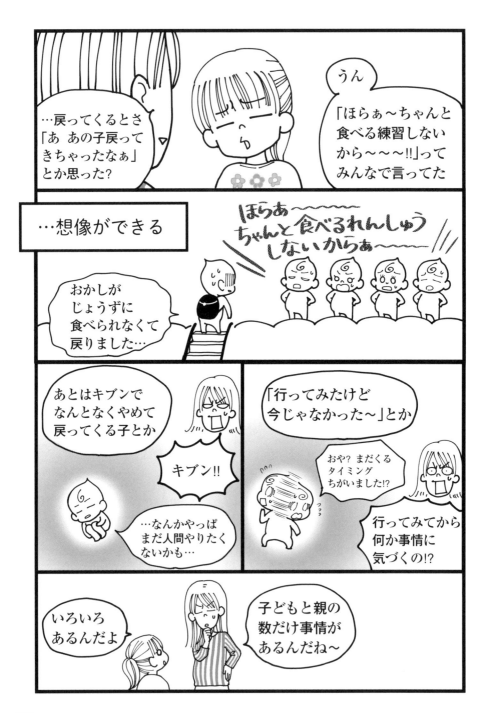

11

抱っこして
ほしかったから

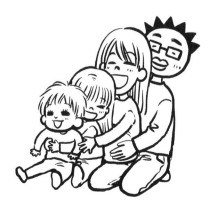

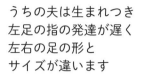

うちの夫は生まれつき
左足の指の発達が遅く
左右の足の形と
サイズが違います

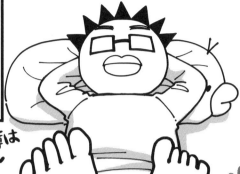

生活に支障は
ないよ〜ん

おとうさんは
すべり台でケガ
したんじゃ
ないかな

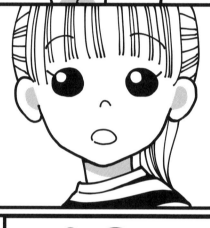

ケガ!?

虹のすべり台は
とにかく長くて
スピードも速いから
すべるのが難しいの

ふむふむ

だから神さまが
「こうやって
すべってね」
「こういうすべり方は
危ないよ」って教えて
くれるんだけど

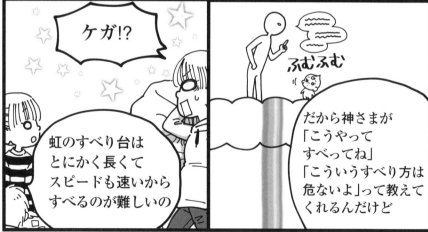

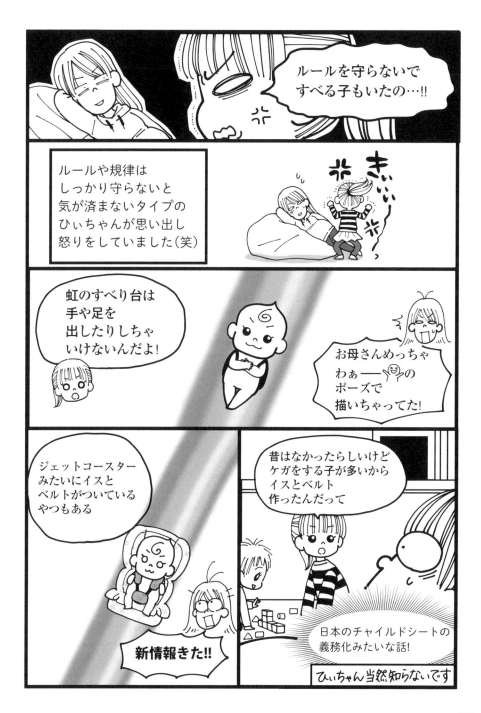

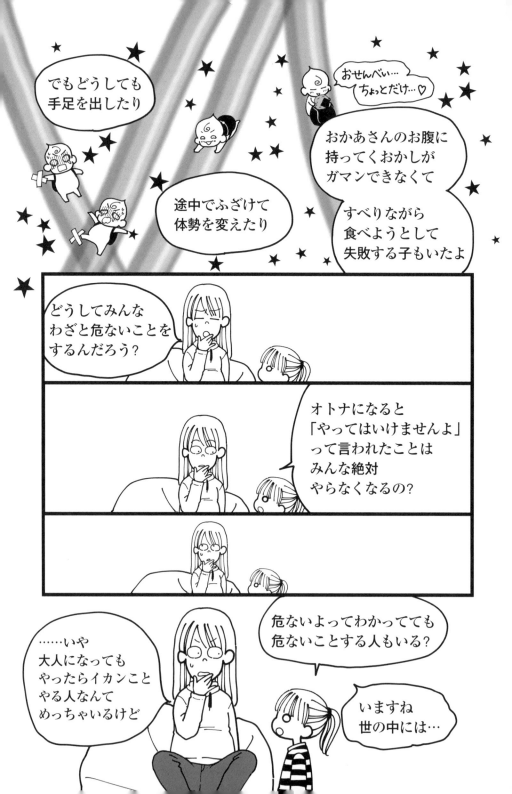

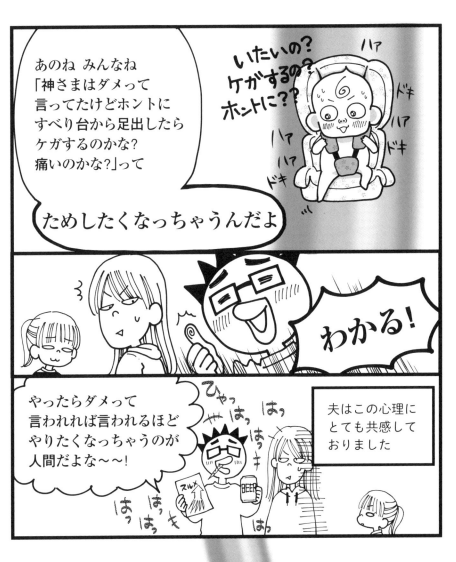

あのね みんなね
「神さまはダメって
言ってたけどホントに
すべり台から足出したら
ケガするのかな?
痛いのかな?」って

いたいの?
ケガがするの?
ホントに??

ハァ
ハァ
ドキ
ハァ
ドキ
ハァ
ドキ

ためしたくなっちゃうんだよ

わかる!

やったらダメって
言われれば言われるほど
やりたくなっちゃうのが
人間だよな〜〜!

夫はこの心理に
とても共感して
おりました

ちなみにマジメに
すべっていても事故って
ケガをしてしまう子も
いるそうです

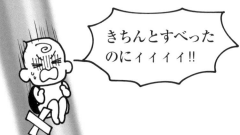

きちんとすべった
のにイィィィィ!!

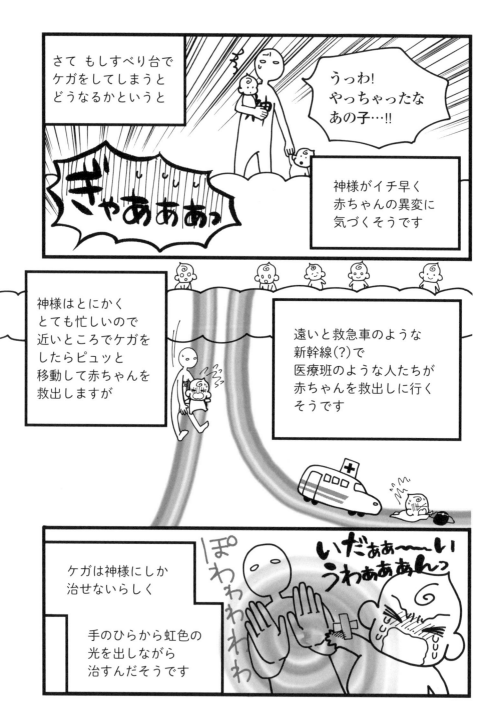

さて もしすべり台で
ケガをしてしまうと
どうなるかというと

うっわ!
やっちゃったな
あの子…!!

ぎゃあああっ

神様がイチ早く
赤ちゃんの異変に
気づくそうです

神様はとにかく
とても忙しいので
近いところでケガを
したらピュッと
移動して赤ちゃんを
救出しますが

遠いと救急車のような
新幹線(?)で
医療班のような人たちが
赤ちゃんを救出しに行く
そうです

ケガは神様にしか
治せないらしく

手のひらから虹色の
光を出しながら
治すんだそうです

ぽわわわわわ

いだぁぁ〜〜い
うわぁぁぁぁんっ

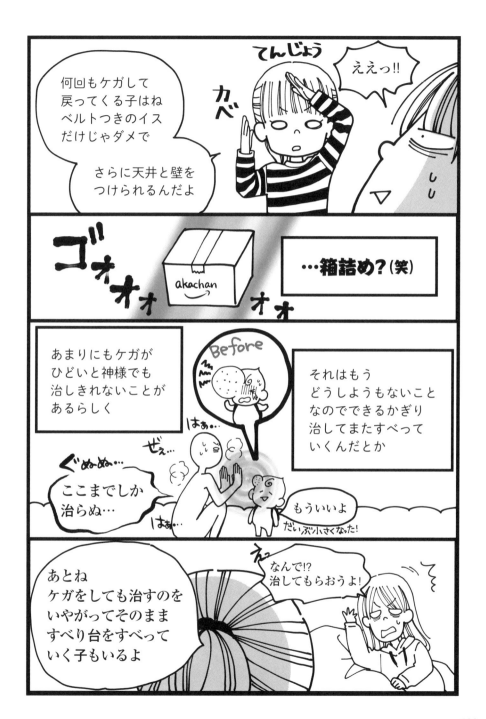

133

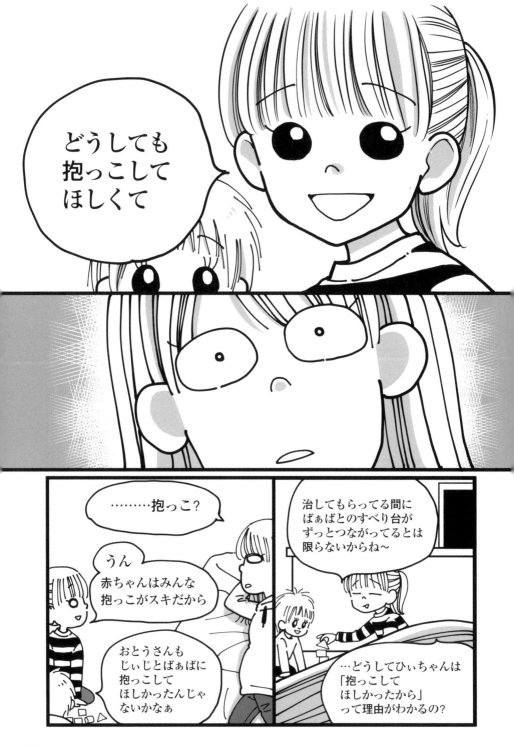

どうしても
抱っこして
ほしくて

………抱っこ？

うん
赤ちゃんはみんな
抱っこがスキだから

おとうさんも
じぃじとばぁばに
抱っこして
ほしかったんじゃ
ないかなぁ

治してもらってる間に
ばぁばとのすべり台が
ずっとつながってるとは
限らないからね〜

…どうしてひぃちゃんは
「抱っこして
ほしかったから」
って理由がわかるの？

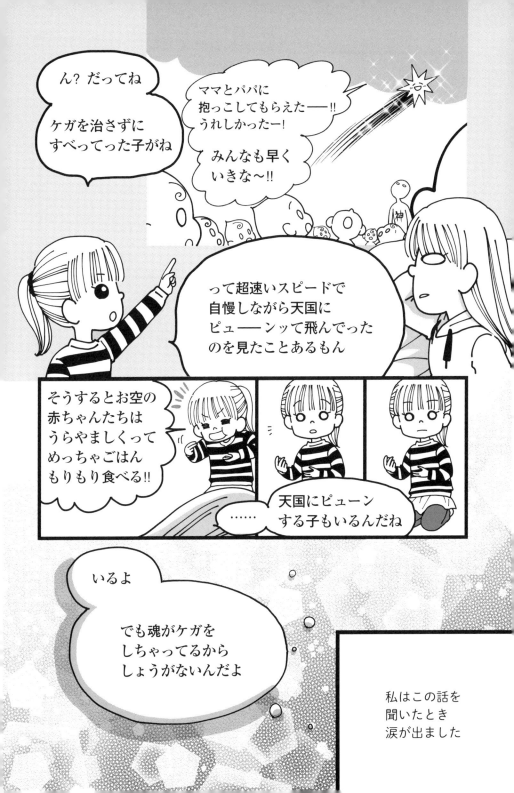

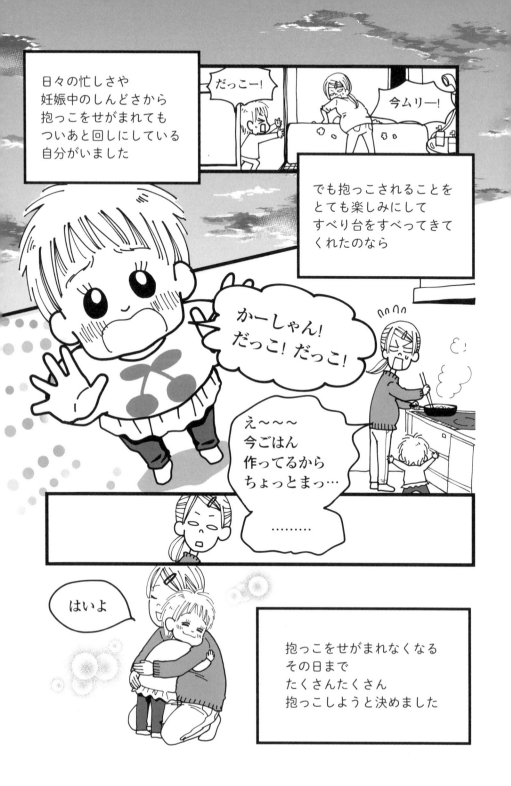

12

お腹のおそうじをする
赤ちゃん

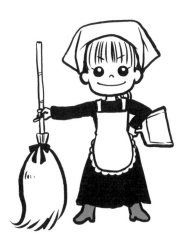

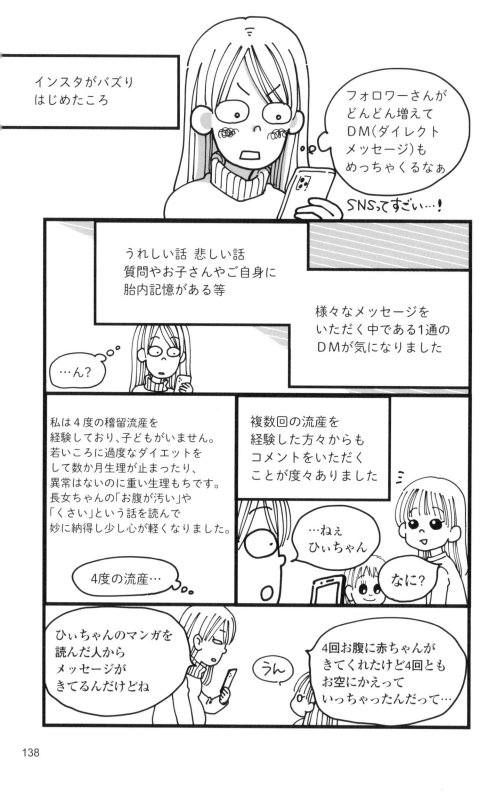

インスタがバズり
はじめたころ

フォロワーさんが
どんどん増えて
DM（ダイレクト
メッセージ）も
めっちゃくるなぁ

SNSってすごい…！

うれしい話 悲しい話
質問やお子さんやご自身に
胎内記憶がある等

様々なメッセージを
いただく中である1通の
DMが気になりました

…ん？

私は4度の稽留流産を
経験しており、子どもがいません。
若いころに過度なダイエットを
して数か月生理が止まったり、
異常はないのに重い生理もちです。
長女ちゃんの「お腹が汚い」や
「くさい」という話を読んで
妙に納得し少し心が軽くなりました。

4度の流産…

複数回の流産を
経験した方々からも
コメントをいただく
ことが度々ありました

…ねえ
ひぃちゃん

なに？

ひぃちゃんのマンガを
読んだ人から
メッセージが
きてるんだけどね

うん

4回お腹に赤ちゃんが
きてくれたけど4回とも
お空にかえって
いっちゃったんだって…

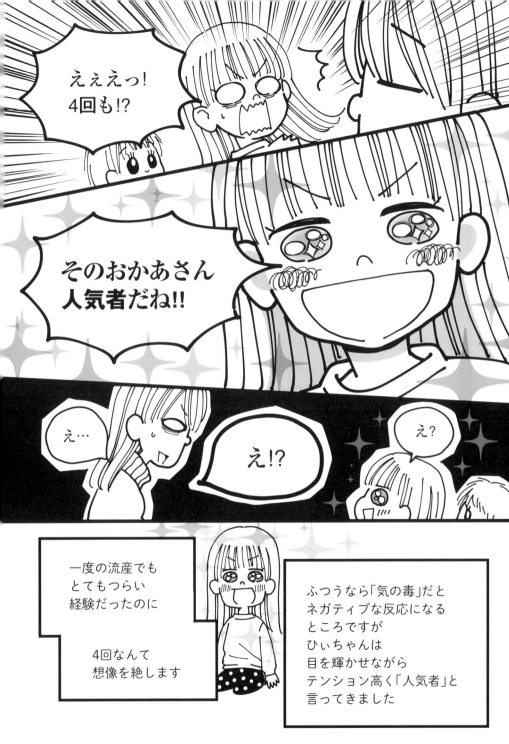

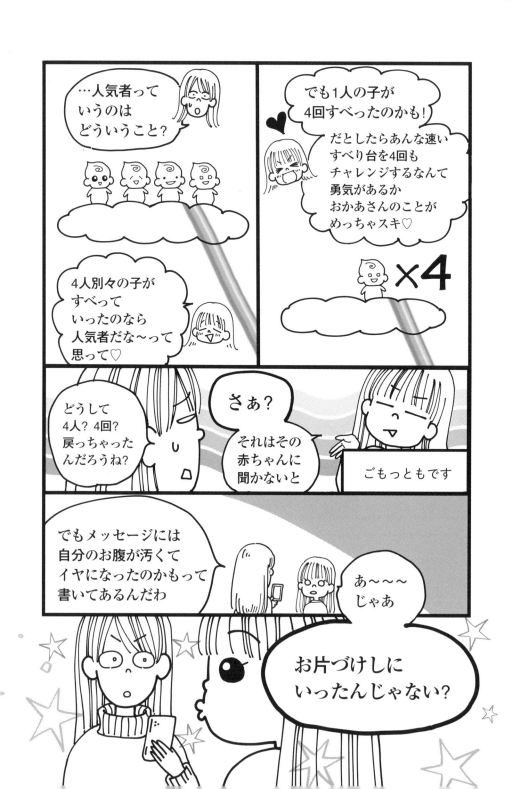

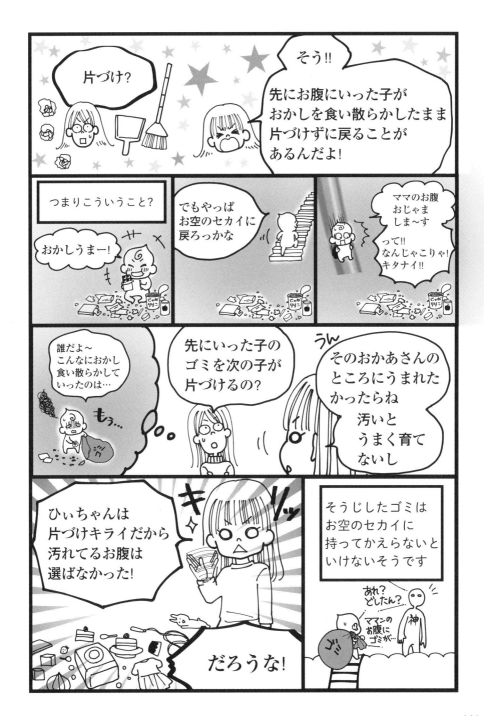

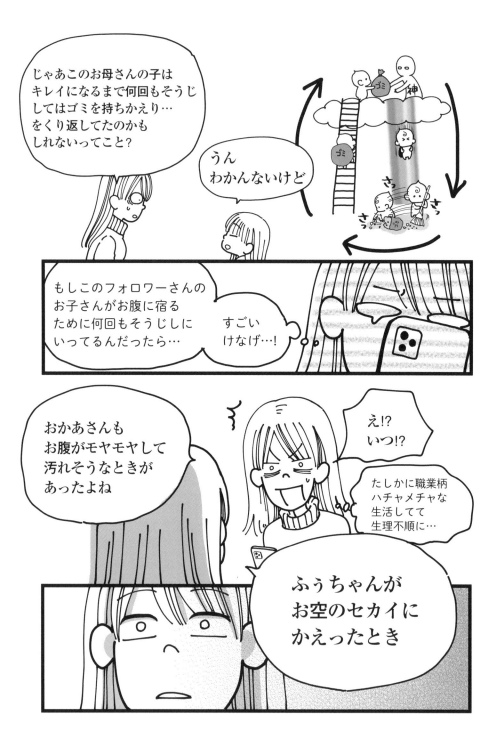

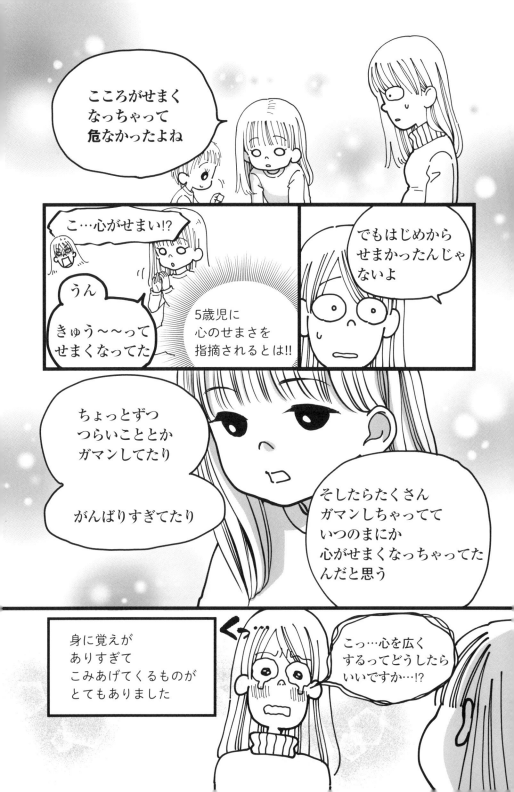

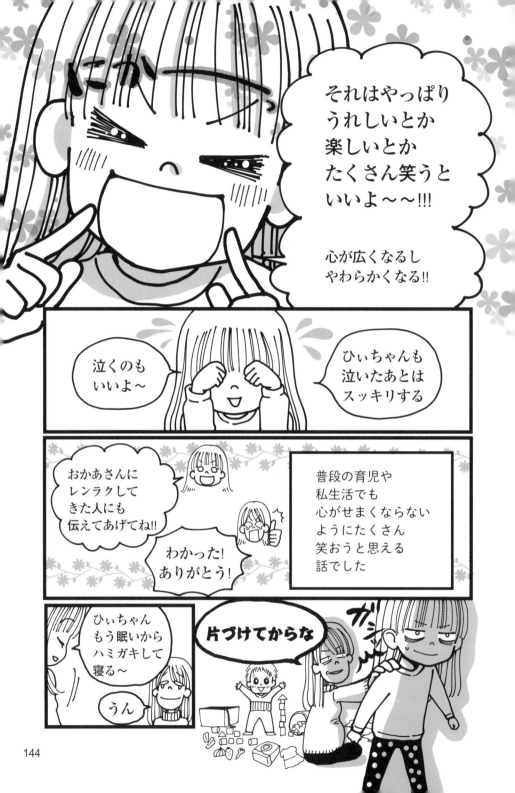

13

"親を選んでくる" について

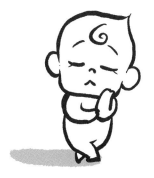

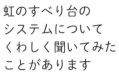

虹のすべり台の
システムについて
くわしく聞いてみた
ことがあります

お空のセカイの
こと話してあげる!

キタ突然!

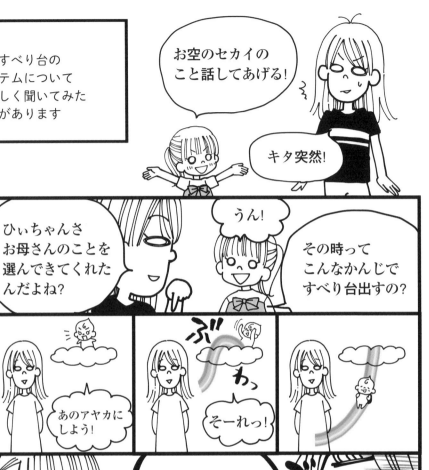

ひぃちゃんさ
お母さんのことを
選んできてくれた
んだよね?

うん!

その時って
こんなかんじで
すべり台出すの?

あのアヤカに
しよう!

ぶ
わっ
そーれっ!

なんか
全然ちがう

キター──!!!

すべり台は
おかあさんたちの
ほうからのびて
くるんだよ

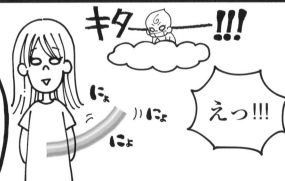

えっ!!!

にょ
にょ
にょ

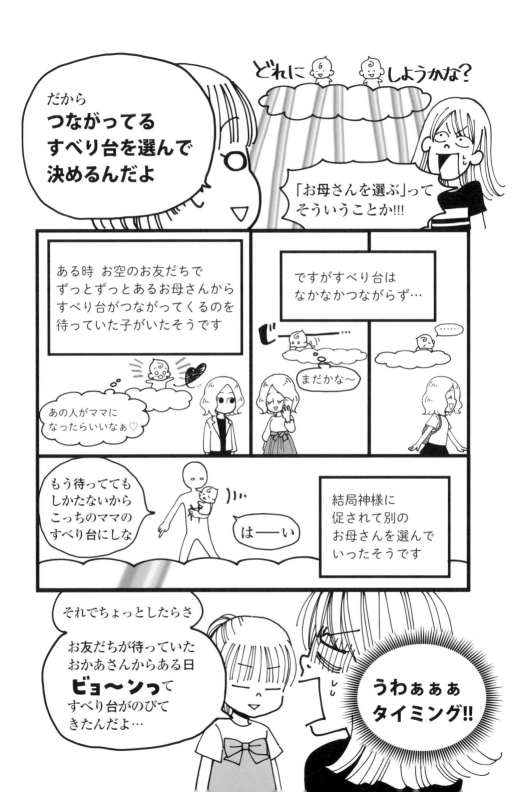

どれに しようかな？

だから
**つながってる
すべり台を選んで
決めるんだよ**

「お母さんを選ぶ」って
そういうことか!!!

ある時 お空のお友だちで
ずっとずっとあるお母さんから
すべり台がつながってくるのを
待っていた子がいたそうです

あの人がママに
なったらいいなぁ♡

ですがすべり台は
なかなかつながらず…

じ…

まだかな〜

……

もう待ってても
しかたないから
こっちのママの
すべり台にしな

はーーい

結局神様に
促されて別の
お母さんを選んで
いったそうです

それでちょっとしたらさ

お友だちが待っていた
おかあさんからある日
ビョ〜ンって
すべり台がのびて
きたんだよ…

**うわぁぁぁ
タイミング!!**

ひぃちゃんが何度も
「タイミングがだいじ」と
言っていて

それは私たちが
偶然目にする
虹のように

少し目を離したら
いつのまにか消えて
いるくらい一瞬の
タイミングなの
かもしれません

でも実は私…
「**あなたがお母さんを
選んできたんです**」
って言われると

もやっとするんです

もやもや〜〜〜〜
ぞわぞわ〜〜〜

「母と子は清く美しく
強い絆で結ばれて
いるんですよ〜」的な
美談にくっつけられると

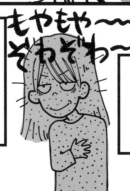

嫌悪感?
拒否反応? が
ちょっとありました

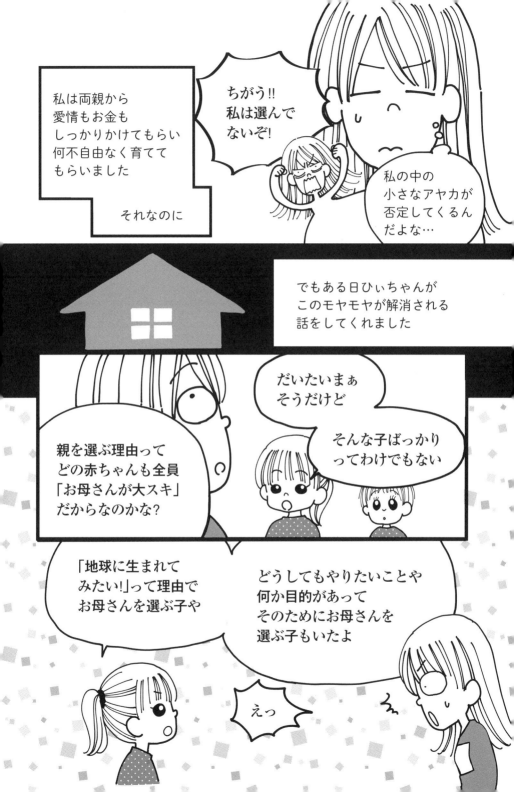

「お母さんを好きで選ぶ」以外の生まれる理由

パターン①

ただただ
下のセカイに
興味津々な子

好奇心旺盛な
タイプの子

その時の自分の
わくわく感と
マッチした親元へ
いく子

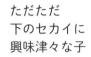
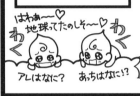

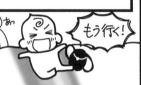

パターン②

やりたいことや
明確な目的が
ある子

それに見合った才能や
遺伝子・環境など
つまり
条件から打算的に
親を選ぶ子

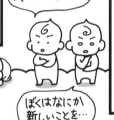

パターン③

神様にムリヤリ
すべり台を
すべらされる子

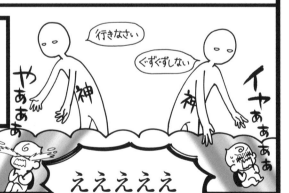

150

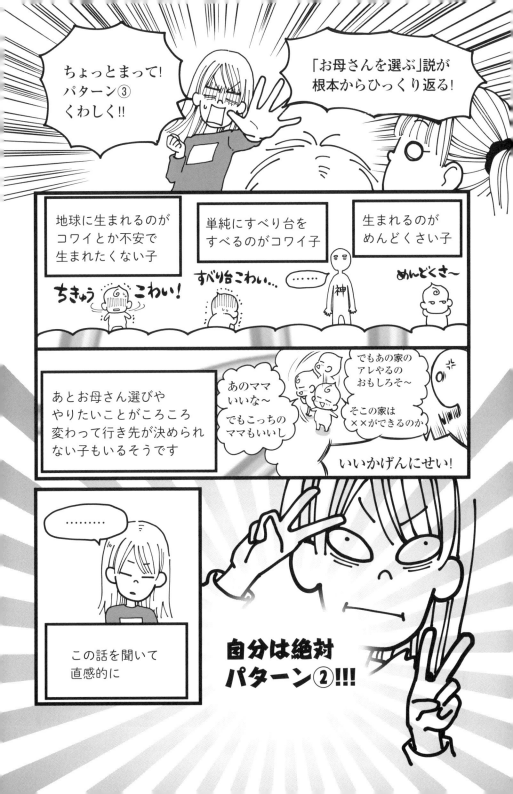

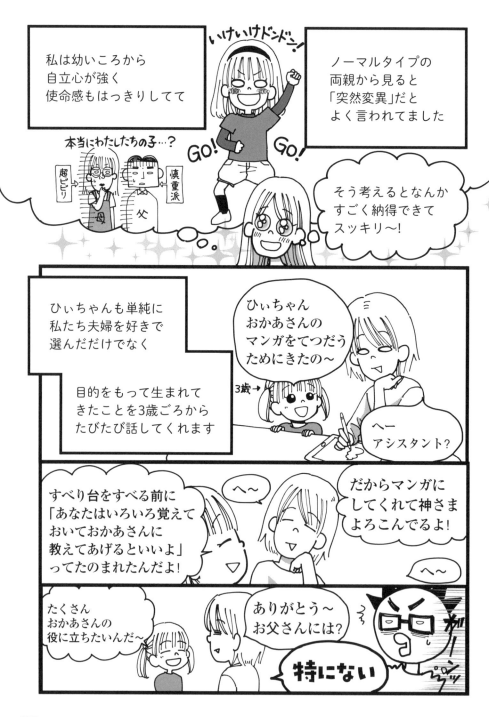

152

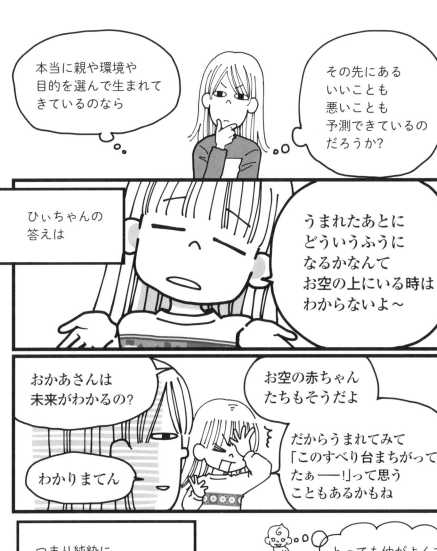

本当に親や環境や目的を選んで生まれてきているのなら

その先にあるいいことも悪いことも予測できているのだろうか?

ひぃちゃんの答えは

うまれたあとにどういうふうになるかなんてお空の上にいる時はわからないよ〜

おかあさんは未来がわかるの?

わかりまてん

お空の赤ちゃんたちもそうだよ

だからうまれてみて「このすべり台まちがってたぁ——!」って思うこともあるかもね

つまり純粋に上からコチラの様子をうかがって判断しているだけなようなのです

とっても仲がよくてやさしそうな人たち!

現にひぃちゃんから気持ちを訴えられたことがあります

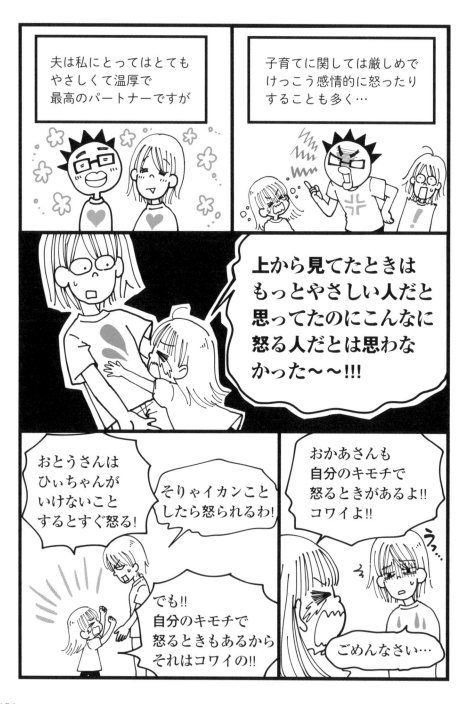

ひぃちゃんはお空のセカイから
「やさしそう」と想像していた
私たちが感情的に怒ると

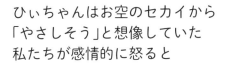

イメージしていた親との
ギャップに苦しんで
傷ついているのではと
反省しました

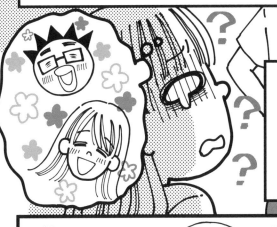

「叱る」ことは
必要だけど
「怒り」をぶつけては
いけないな…

ごめんね
気をつけるね

ガマンせずに
言ってくれて
ありがとね

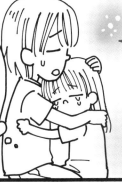

幼い子にとって
親は世界のすべて

本意でも不本意でも
「このすべり台をすべって
よかった」と思ってもらえる
ように努めていきたいです

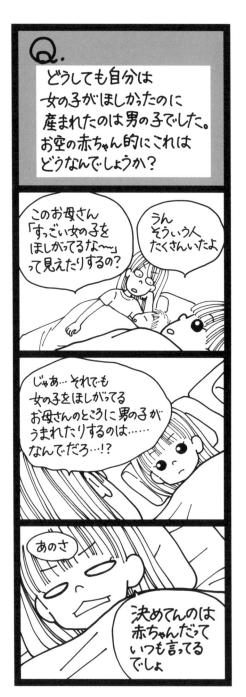

A.
親の都合には
合わせない
らしいです。

14

バナナのすべり台

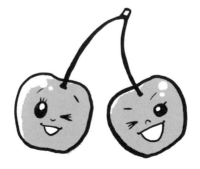

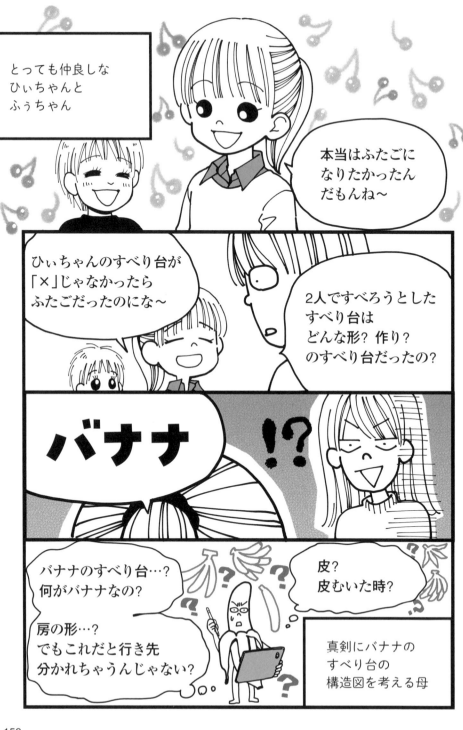

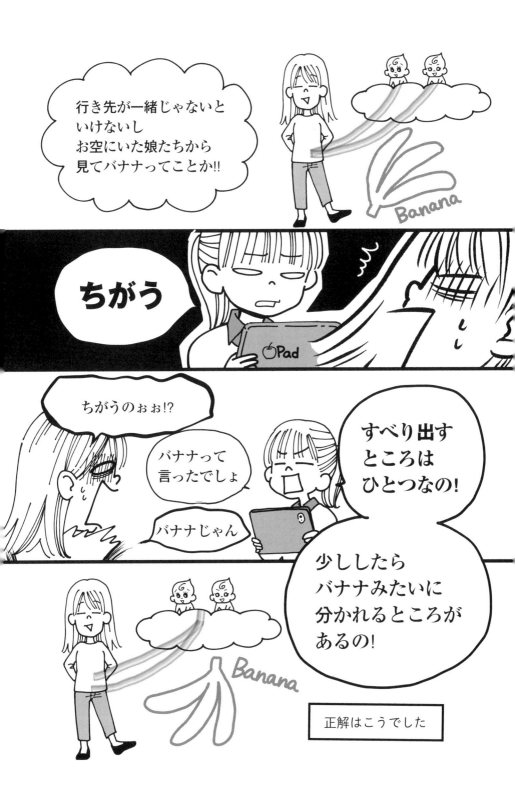

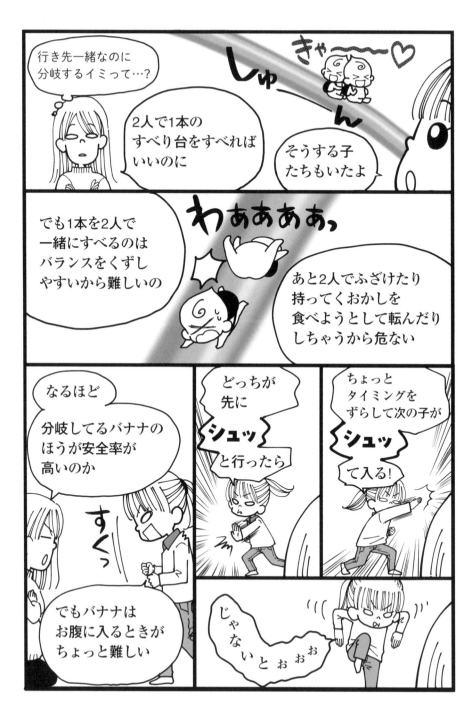

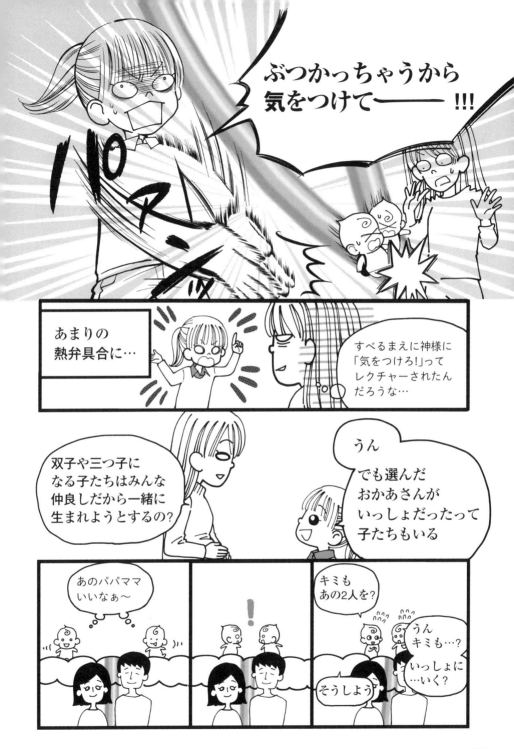

ぶつかっちゃうから
気をつけて──!!!

あまりの
熱弁具合に…

すべるまえに神様に
「気をつけろ!」って
レクチャーされたん
だろうな…

双子や三つ子に
なる子たちはみんな
仲良しだから一緒に
生まれようとするの?

うん

でも選んだ
おかあさんが
いっしょだったって
子たちもいる

あのパパママ
いいなぁ〜

!

キミも
あの2人を?

うん
キミも…?

いっしょに
…いく?

そうしよう

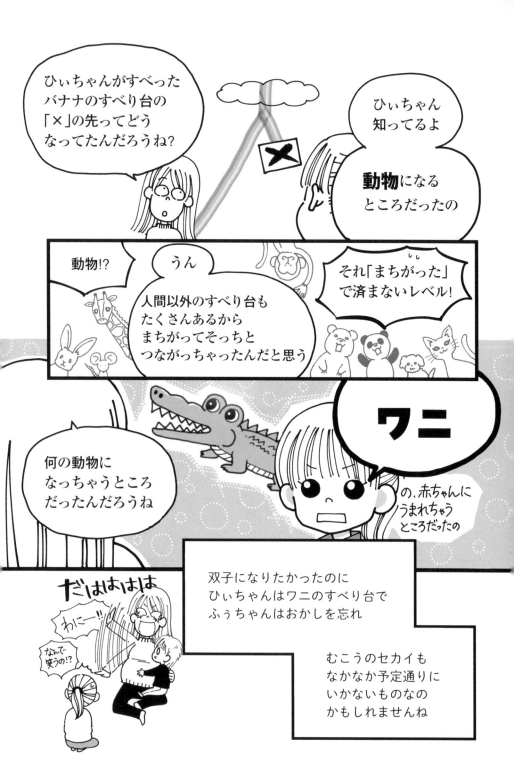

15

みぃちゃん
出産エピソード

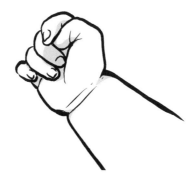

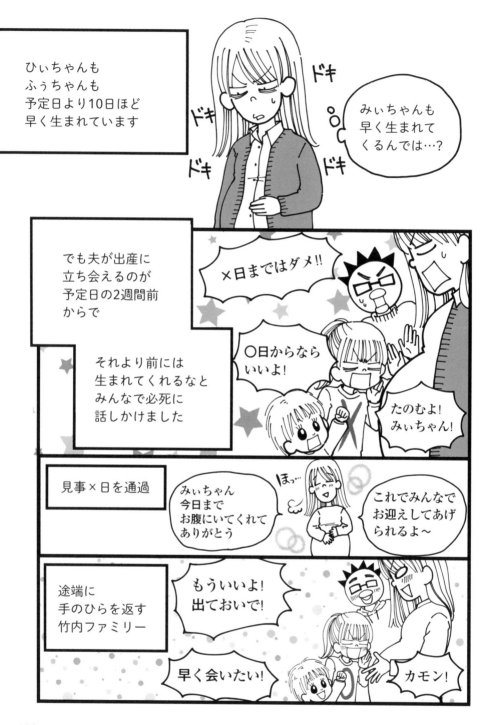

ひぃちゃんも
ふぅちゃんも
予定日より10日ほど
早く生まれています

みぃちゃんも
早く生まれて
くるんでは…？

でも夫が出産に
立ち会えるのが
予定日の2週間前
からで

それより前には
生まれてくれるなと
みんなで必死に
話しかけました

×日まではダメ!!

○日からなら
いいよ!

たのむよ!
みぃちゃん!

見事×日を通過

みぃちゃん
今日まで
お腹にいてくれて
ありがとう

これでみんなで
お迎えしてあげ
られるよ～

ほっ…

途端に
手のひらを返す
竹内ファミリー

もういいよ!
出ておいで!

早く会いたい!

カモン!

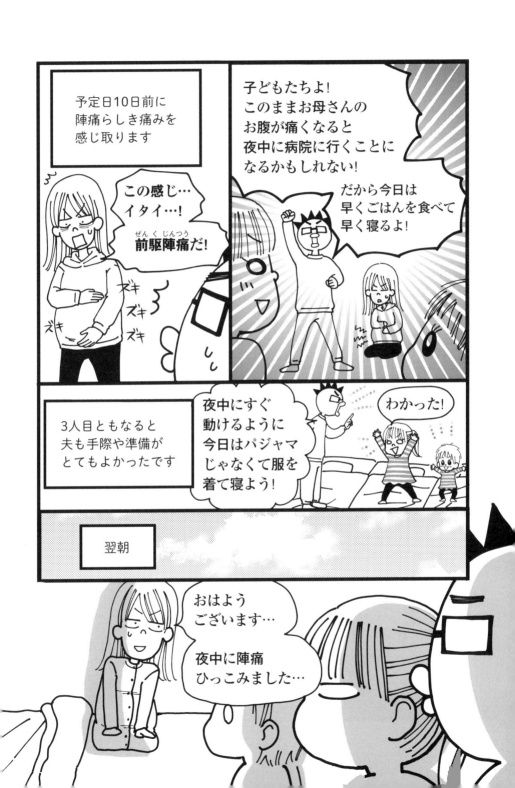

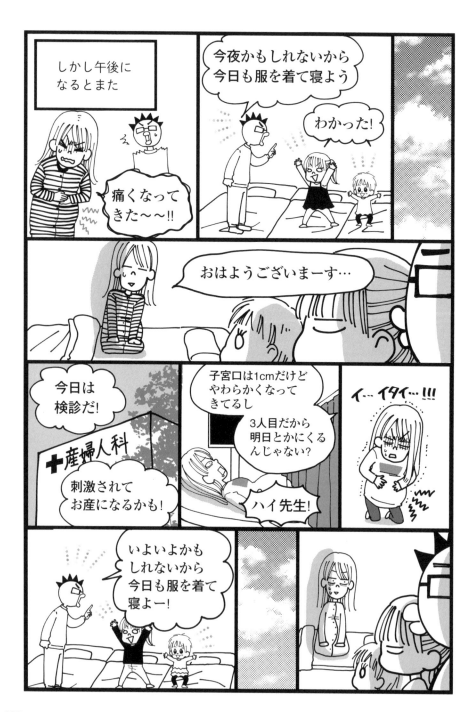

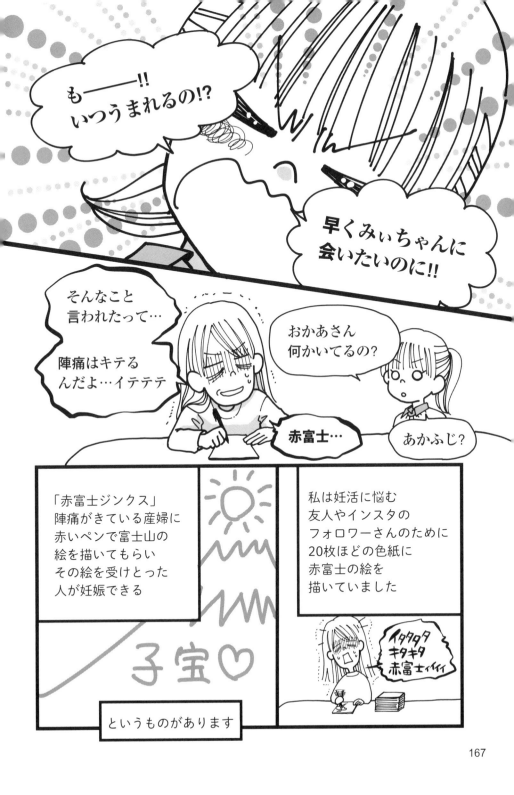

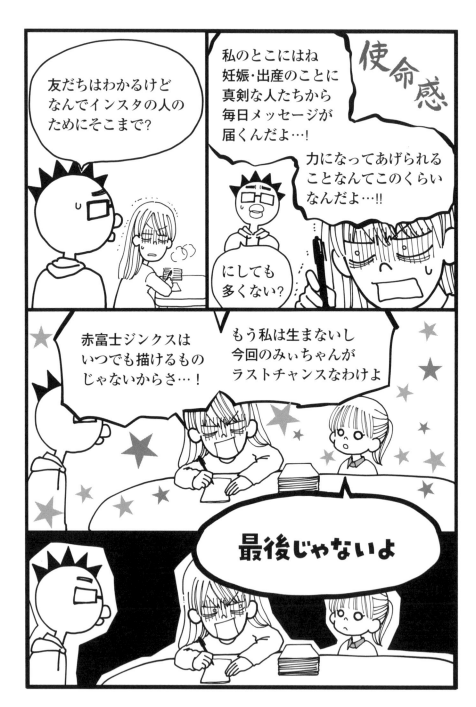

168

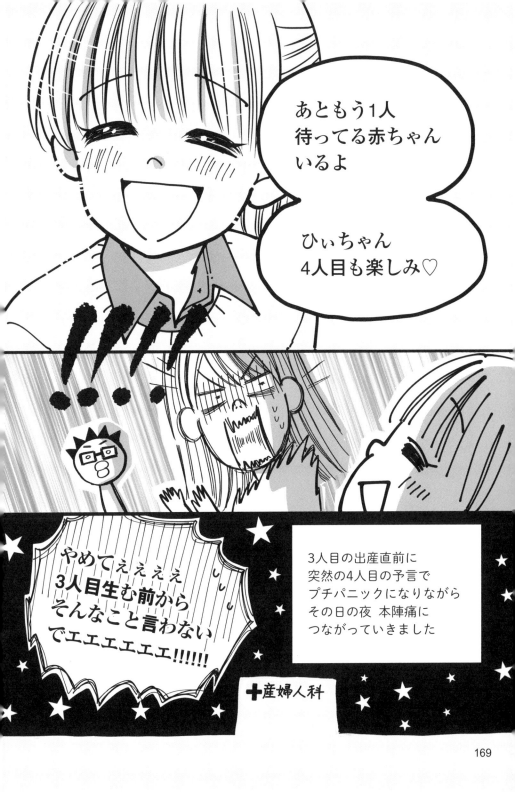

あともう1人
待ってる赤ちゃん
いるよ

ひぃちゃん
4人目も楽しみ♡

やめてぇぇぇぇ
3人目生む前から
そんなこと言わない
でェェェェェェ!!!!!!

3人目の出産直前に
突然の4人目の予言で
プチパニックになりながら
その日の夜 本陣痛に
つながっていきました

✚産婦人科

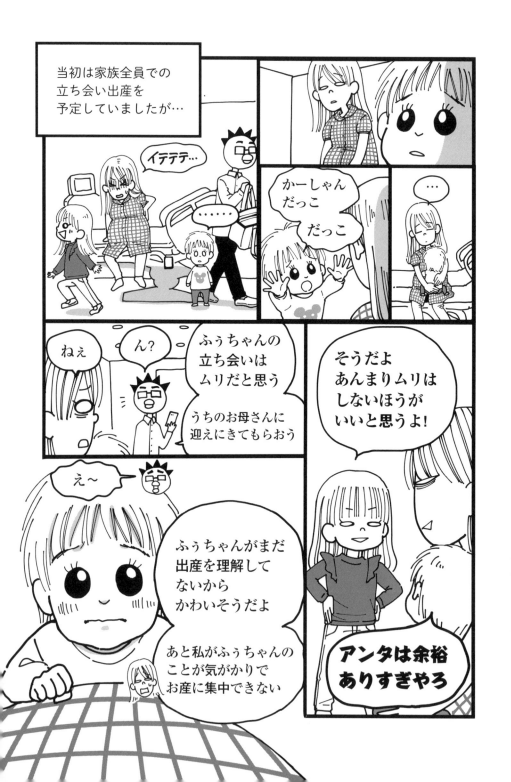

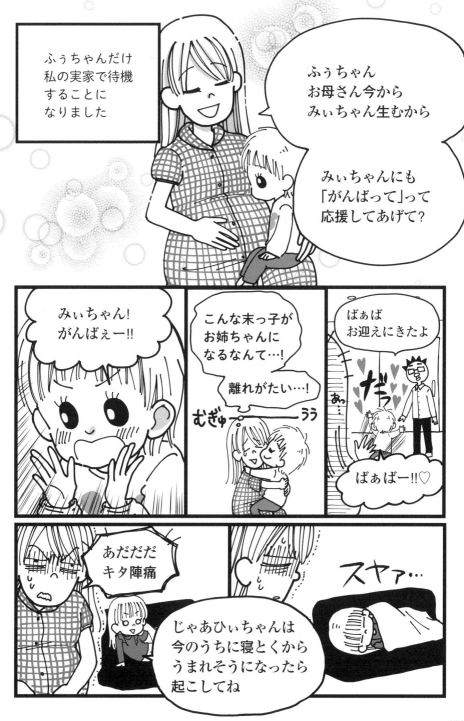

171

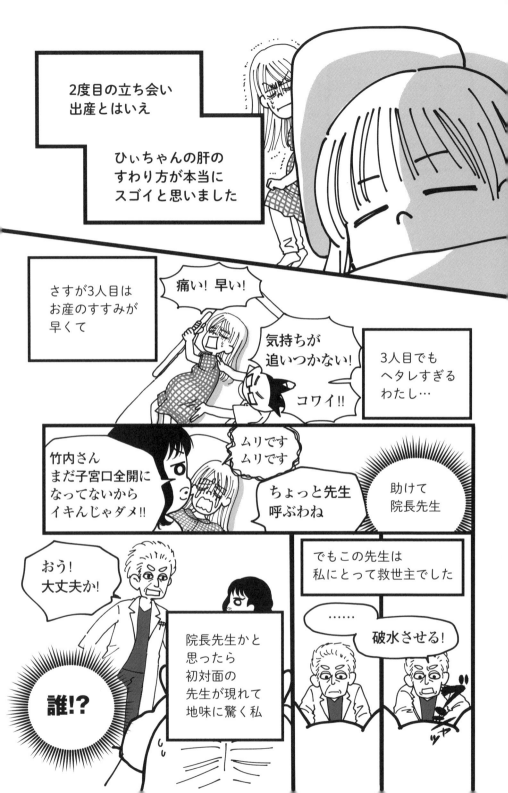

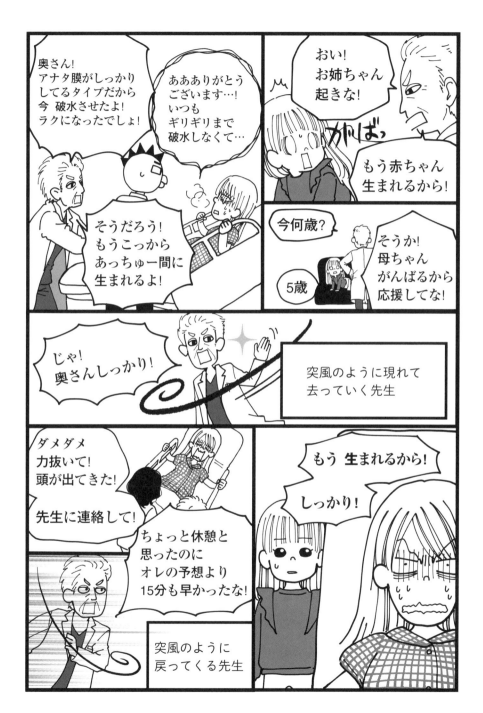

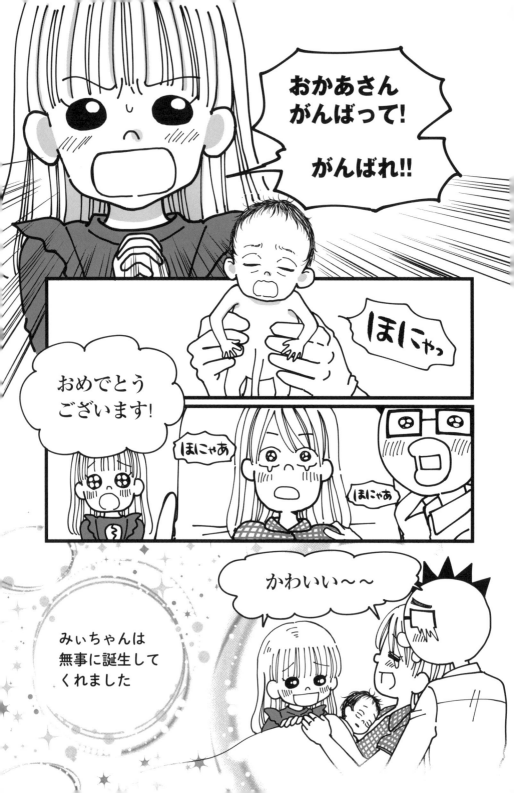

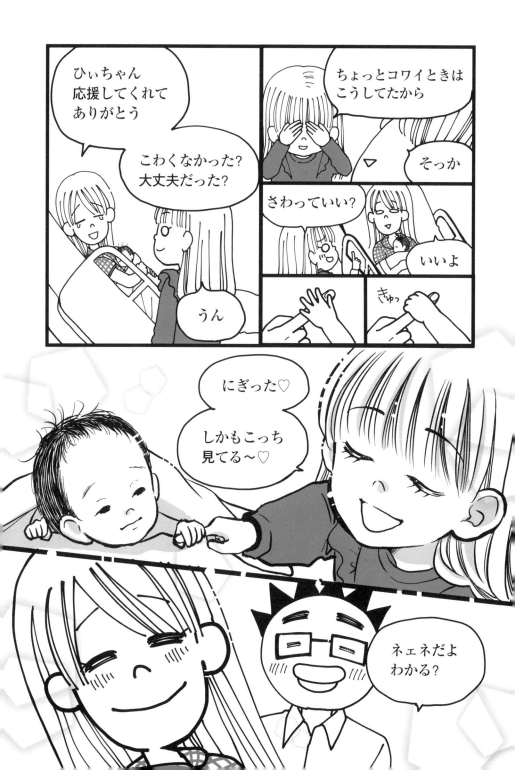

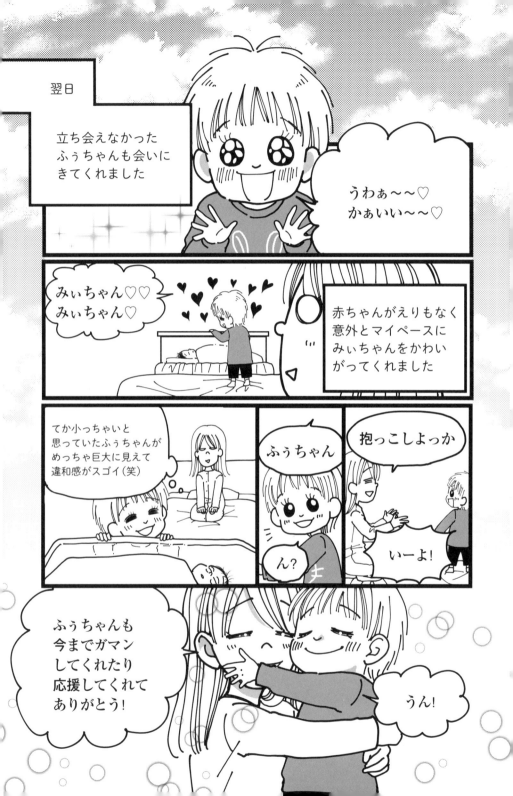

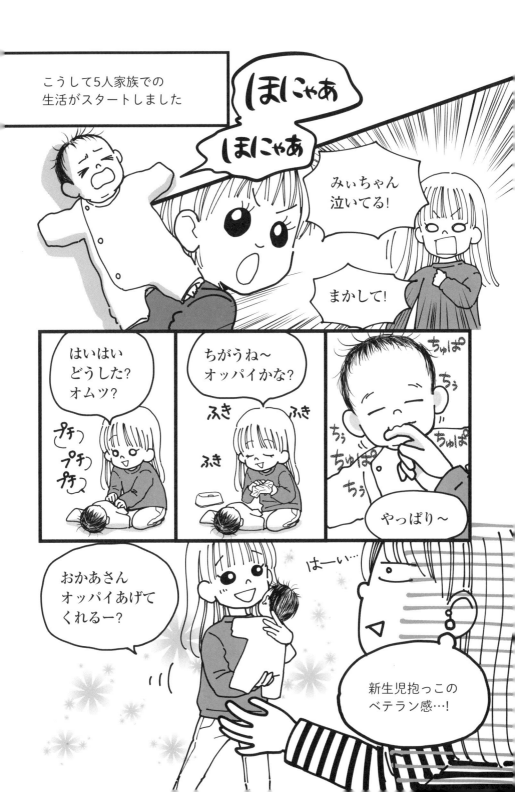

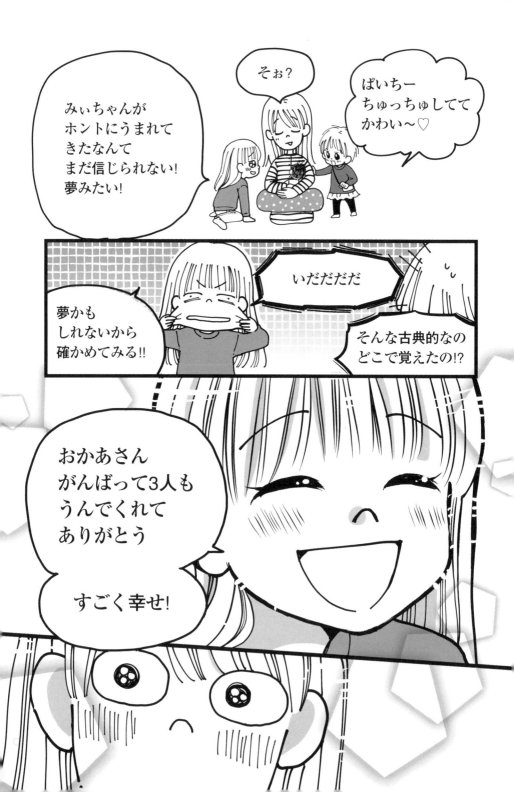

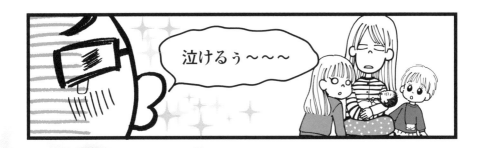

きっとこれから
三者三様の
苦労や心配も
あると思うけど

こちらこそ
みんな生まれてきて
くれてありがとう

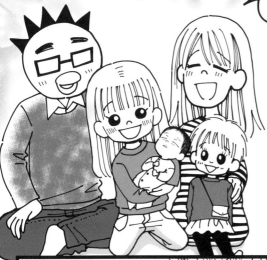

あなたたちの存在と
共にすごす時間は
何よりの宝物です

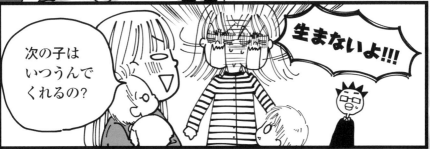

次の子は
いつうんで
くれるの?

生まないよ!!!

お わ り に

若いころからキラキラした少女漫画の世界で活動してきた私。

私の作風は、思春期の人間関係や人の心理を追求した「現実的」な描写を得意としてきました。

そんな私がまさか目に見えない世界の漫画を描くことになるとは……。

自分が一番驚きと不思議な気持ちでいっぱいです。

私のSNSには妊娠・出産・育児に関することや自分の出生等に悩みを抱えている方々からたくさんの質問が届きます。

ひぃちゃんが理解できそうな内容を私なりに咀嚼して、それとなく聞いてみるということを続けてきて、だんだんわかったことがあります。

ひぃちゃんはやっぱり普通の人間で、神さまではありません。

広い広いお空のセカイの、どこかの国の、一部の地域の、一赤ちゃんでしかなかったと。

自分の目で見てきたことと、自分が出会った神さまと周りにいた仲間の赤ちゃんたち、自分が通った道しか覚えていないし、わからないと言います。

例えば自然分娩で生まれたひぃちゃんは帝王切開というお産があることを知りませんでした。

お腹の赤ちゃんについての質問がくると「赤ちゃんもひとりひとり考えていることが違うからそれは自分で赤ちゃんに聞いてね」と言います。

不思議な異世界の話ではありますが、掘り下げて聞けば聞くほど、今を

生きている私たちの世界となんら変わらないように思えるようになりました。

ひぃちゃんは6歳という年齢が近づいてきて真新しいお空のセカイの話をすることは少なくなりました。
「小学生のお姉さんになるとみんな忘れちゃうんだよ」と言っていたことがあり、徐々に忘れていっているのだと思います。

今まで何年もかけて話してくれたお空のセカイの思い出話は私たち家族にとって素晴らしい宝物です。
そしてひぃちゃんが神さまに「あなたはたくさんここのセカイのことを覚えておいてお母さんに伝えてあげてね」と頼まれ生まれてきたその意味を考え、今回書籍にまでなった影響力を良い方向へ使っていけたらいいなと思います。

私の漫画をみつけて書籍にしたいと声をかけてくださった飛鳥新社の村上さん、執筆活動を全力でサポートしてくれた夫や家族、そして誰よりもひぃちゃんに心から感謝します。

最後に、この本を手にとって最後まで読んでくださった読者の皆さま、ありがとうございました。

竹 内 文 香

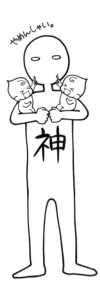

竹 内 文 香

（ たけうちあやか ）

愛知県大府市出身。高校3年生で漫画家デビュー。大学在籍中に
マーガレット（集英社）で連載。サンスマイルプリンのキャラクター
デザイナー、日経×womanのアンバサダーブロガーとしても活躍
中。著作には『友達ごっこ』『凛!』『カテメン』（集英社）など。長女が
話す胎内記憶や不思議な予言、自身の流産経験をSNSに書き始
めたところ多くの反響を集め、現在Instagramのフォロワーは7.4
万人を超える。同じように子どもに胎内記憶がある、自分にもあっ
た流産から立ち直れたなど毎日メッセージが届いている。その
反響は海外にまでおよびアメリカでのAPPPAHという国際会議
でその記録が発表された。母親として3人の娘の育児にも奮闘中。

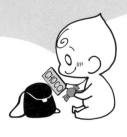

おかあさん、お空のセカイのはなしをしてあげる！ 胎内記憶ガールの日常

2020年7月26日　第1刷発行
2021年5月13日　第8刷発行

著　者　竹内文香

発行者　大山邦興

発行所　株式会社飛鳥新社
〒101-0003 東京都千代田区一ツ橋二-四-三
光文恒産ビル
電話　03-3263-7770（営業）
　　　03-3263-7773（編集）

デザイン　趙葵花＋川谷康久（川谷デザイン）

印刷・製本　中央精版印刷株式会社

編集担当　村上順子